LES MASSAGES
Manuel pratique

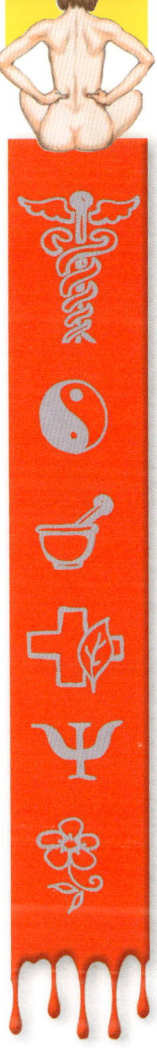
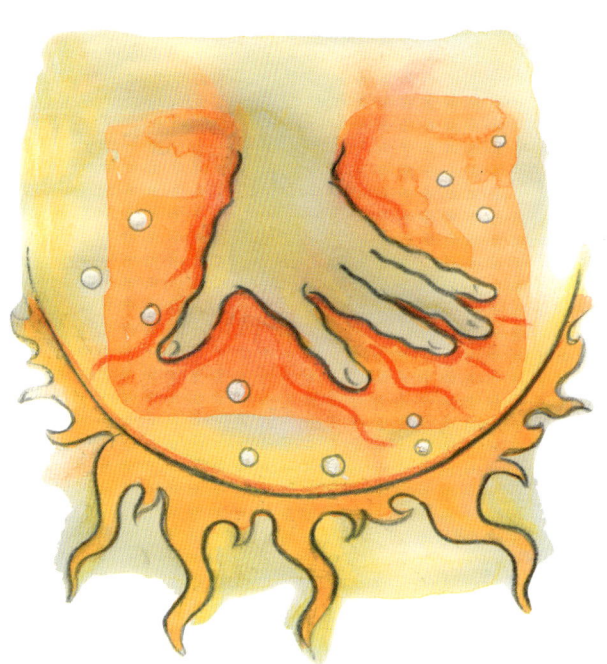

Drainage lymphatique,
massage réflexe du tissu conjonctif,
digitopression

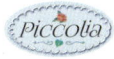

Texte original : Ulrike Raiser
Illustrations : Enrico Valenza, Giulia Pianigiani
Photos : Fiore Colombini

© 2015 Édizioni del Baldo
Tous droits réservés
© 2016 **Éditions Piccolia**
5, rue d'Alembert
91240 Saint-Michel-sur-Orge
Dépôt légal : 4e trimestre 2016
Loi n°49-956 du 16 juillet 1949
sur les publications destinées à la jeunesse.
Imprimé en Italie.

SOMMAIRE

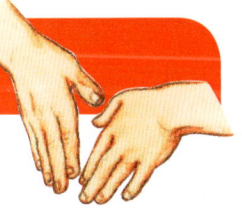

MANUEL DE MASSAGE

Le massage, pour une vie harmonieuse	**4**
Comprendre	*4*
Le massage au cours de l'histoire	5
L'énergie du corps et des mains	6
L'importance du contact	8
Se préparer	*9*
Les règles à respecter	9
Un peu d'anatomie	12
Les techniques de base	16
Une séance de massage	**20**
Face arrière du corps	*20*
Face avant du corps	*27*
Les principales techniques occidentales et orientales	**42**
Masser avec des huiles	42
Les précautions	46
L'automassage	**48**
Une séance de base	48
La chiropraxie	**52**
La kinésiologie appliquée	**54**
Les méridiens	54
Le traitement	55
La digitopression	**56**
Le Do In	**58**
Une séance de base	59
Le massage hydrique	**61**
Le drainage lymphatique	**62**
Le massage ayurvédique	**63**
Le massage réflexe du tissu conjonctif	**67**
Masser les enfants	**69**
Masser les sportifs	**71**
Le massage thérapeutique	**72**
Le massage thaïlandais	**74**
Le micromassage oriental	**76**
Le massage zonal	**77**
L'ostéopathie	**85**
La polarité	**87**
Reiki	**88**
Shiatsu	**90**
Une séance de base	93

Pour approfondir	
Le squelette	*13*
La circulation	*13*
Les muscles	*14*
Le système lymphatique	*15*
Le système nerveux	*15*
Les propriétés des huiles de massage	*44*
Les propriétés des huiles essentielles	*47*
Les chakras	*63*
Zones du tissu conjonctif	*68*
Comment masser un enfant	*70*
Les techniques de massage des sportifs	*71*
Les principaux points du micromassage	*76*
Carte générale des zones réflexes du pied	*78*
Carte générale des zones réflexes de la main	*80*
Les techniques de massage zonal du pied	*83*
Correspondances entre les 5 éléments et la nature du patient	*91*
Les méridiens	*92*

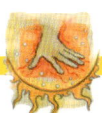

LE MASSAGE, POUR UNE VIE HARMONIEUSE

COMPRENDRE

La valeur excessive que l'on donne aux minutes, la hâte qui est à la base de notre vivre, est sans doute le pire ennemi du plaisir.
Herman Hesse

Aujourd'hui, nous nous plaignons en permanence d'être anxieux, tendus et stressés par les rythmes insupportables que nous imposent la société et nos vies professionnelles.
En réaction, de plus en plus de mouvements spirituels voient le jour et tentent de retrouver la quiétude originelle de la vie, le contact apaisant avec la nature, de rétablir une relation harmonieuse avec soi et avec les autres. De nombreuses disciplines, majoritairement orientales, se généralisent rapidement, qui tendent à retrouver cette dimension saine et naturelle de la vie. Ces courants de pensée contribuent à l'équilibre intérieur, aussi bien physique que mental et comportemental, et prennent le contre-pied des médicaments (antidépresseurs, calmants, amphétamines, etc.) que de plus en plus de personnes consomment, avec la conviction que c'est le moyen le plus rapide et le plus efficace de guérir ou d'aller mieux.

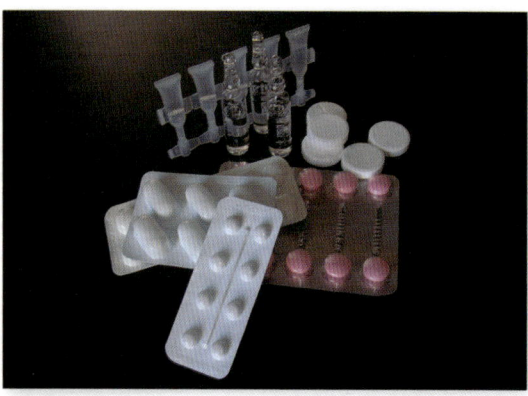

Les médicaments
De nos jours, l'abus de médicaments est devenu chose courante.

Ce type de remèdes dont on abuse actuellement, n'apporte souvent que de la dépendance et ne résout pas le problème à l'origine du mal, empêchant même le patient de renouer une relation saine avec son corps, son esprit et son entourage. Dans la mesure du possible, il est préférable d'opter pour des méthodes naturelles qui permettent de se détendre et de retrouver la paix intérieure, comme le massage, ou massothérapie. Cette pratique millénaire est en effet l'une des méthodes les plus efficaces pour retrouver l'énergie et recommencer à vivre de manière saine et paisible. C'est une manière agréable de se découvrir et de découvrir les autres. Le massage, qui a toujours eu une grande importance en Orient, se développe fort heureusement en Occident où, il n'y a encore pas si longtemps, il n'était utilisé que dans le domaine sportif ou à des fins médicales. Il procure un soulagement non seulement à celui qui en bénéficie, mais également à celui qui le pratique ; il ne faut donc pas sous-estimer cette méthode qui permet de se relaxer mutuellement.

Le massage au cours de l'histoire

Depuis des milliers d'années, l'homme a recours au massage pour apaiser les douleurs de ses semblables. Les Égyptiens, les Grecs et les Romains le citaient déjà comme une méthode intéressante pour aider un patient à recouvrer la santé, et considéraient qu'il s'agissait d'une technique essentielle intégrée à la formation médicale. Les empereurs romains se faisaient régulièrement masser avec des huiles parfumées pour atténuer leurs maux de tête et autres névralgies, et les impératrices se faisaient enduire d'onguents et de baumes pour embellir et assouplir leur peau. Avicenne, grand médecin arabe du XIe siècle, y recourait pour diminuer les tensions musculaires.
En Europe, on cessa de pratiquer le massage au Moyen Âge, car on considérait que c'était là une pratique physique et charnelle, donc une forme de débauche. Les soins de l'esprit et de l'âme furent privilégiés. C'est au XVIe siècle que l'on redécouvrit le massage, notamment grâce à des médecins français, avec l'essor des pratiques hygiénistes et prophylactiques.

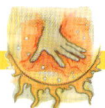

En 1566, un massage sauva Marie Stuart d'Angleterre, que l'on croyait morte, du coma dans lequel elle était plongée. Au début du XIXe siècle, Per Henrik Ling mit au point le massage suédois associant la gymnastique, la physiologie, des techniques chinoises, égyptiennes, grecques et romaines ; des écoles ouvrirent en Suède et se développèrent rapidement dans le monde entier. En 1813, l'université de Stockholm intégra pour la première fois le massage dans son programme d'études ; centres de bien-être et thermes proposant la massothérapie ne cessèrent dès lors de se développer.

■ En Orient, les méthodes de massage, depuis toujours considérées comme efficaces et employées avec la conviction que le contact physique est bienfaisant et vital, sont une discipline à part entière des médecines traditionnelles chinoise et indienne. En Occident, les méthodes de massage visent essentiellement à améliorer les performances physiques, tandis que les méthodes orientales ont pour but d'activer l'énergie vitale ; le massage idéal réunit les deux méthodes.

Des massages de l'Antiquité aux méthodes modernes, la pratique a évolué mais le principe est resté le même : préserver la santé et la beauté du corps.

L'énergie du corps et des mains

Notre société actuelle, occidentale notamment, a perdu l'habitude du contact physique. Nous oublions souvent combien il est important d'apprendre à s'aimer et qu'il faut prendre soin de son corps pour qu'il reste sain et efficient. La solitude et l'appauvrissement des relations humaines constituent un thème récurrent de débats ; les gens s'éloignent de plus en plus les uns des autres, tant sur le plan mental que physique. Nous avons appris à ne nous toucher que dans des circonstances ou des contextes particuliers, par exemple dans le cadre d'une assistance ou pour démontrer son affection. Pourtant, le toucher est le premier sens à se développer, chez l'homme comme chez l'animal.

L'absence de contact physique peut provoquer des troubles psychiques et comportementaux. Chacun de nous éprouve le besoin de toucher et d'être touché pour se sentir aimé, s'estimer et faire confiance aux autres ; des études récentes ont prouvé que même les plantes sont, à leur façon, sensibles au toucher. À la naissance, le contact physique du bébé avec sa mère est indispensable ; il le rassure et l'aide à appréhender le monde. Cette demande de protection devient prépondérante lorsque l'on a mal, en cas de maladie par exemple, quand l'adulte cherche le réconfort dans le contact physique avec ses proches ou les médecins. Mais ces derniers se fient désormais plus à des machines qu'à leurs propres mains, comme cela se faisait autrefois, pour découvrir l'origine d'une maladie. L'attention se détourne alors du patient vers la maladie, et l'importance de l'aspect humain et physique du traitement est négligée. Cette carence entraîne souvent des problèmes psychiques et une souffrance. Il suffirait parfois d'un simple geste pour mieux se porter, ou pour que les autres se sentent mieux.

■ La nature a doté l'homme de deux membres cruciaux : les mains. Elles peuvent fabriquer, créer, donner, recevoir et parler, voire remplacer intégralement le langage comme dans le cas de la langue des signes. Le pouvoir de communication des mains est très fort, un petit geste peut signifier beaucoup. Les mains peuvent exprimer amour, bonheur, douleur, solidarité, appel à l'aide par de simples gestes qui ne requièrent rien d'autre que la confiance.

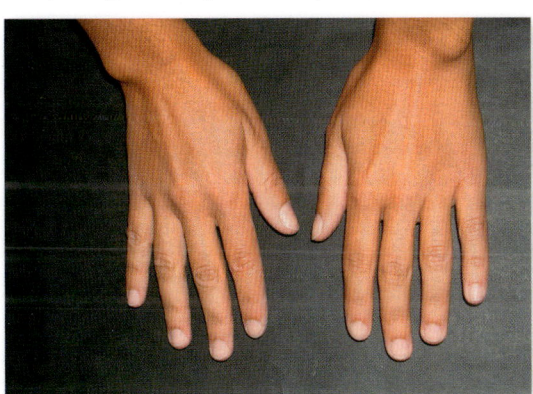

Les mains
Elles permettent de communiquer et sont l'outil principal du massage.

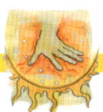

L'importance du contact

La confiance est le fondement même du massage, un instrument efficace permettant de se donner mutuellement santé et sérénité. L'homme le pratique depuis l'Antiquité pour adoucir les maux de ses semblables. Le contact physique entre deux personnes détend et rassure, car il rappelle le contact avec la mère dont nous avons tous bénéficié à la naissance.

Le corps a son propre langage. C'est un mode de communication universel, qui communique beaucoup plus que des mots et transmet ce qui ne peut être dit. Il existe une relation très étroite entre l'épiderme et le système nerveux, et l'on peut, en touchant la peau d'une personne, réussir en réalité à entrer en communication avec son esprit et son corps.

Le massage se présente donc comme un moyen puissant par lequel peut s'instaurer une relation étroite entre deux personnes afin de créer une union et un **échange d'énergie.**

■ La qualité du contact est essentielle dans la pratique du massage. Les mains doivent transmettre chaleur, énergie, douceur, elles doivent s'adapter au corps sur lequel elles interviennent et chaque partie doit en être utilisée. La main posée à plat permet de décontracter et d'étirer les tissus, les paumes accentuent les gestes et servent à effleurer ; les pouces vont atteindre des zones de petite dimension situées à proximité des os, tandis que les doigts exercent des pressions sur des muscles situés plus en profondeur.

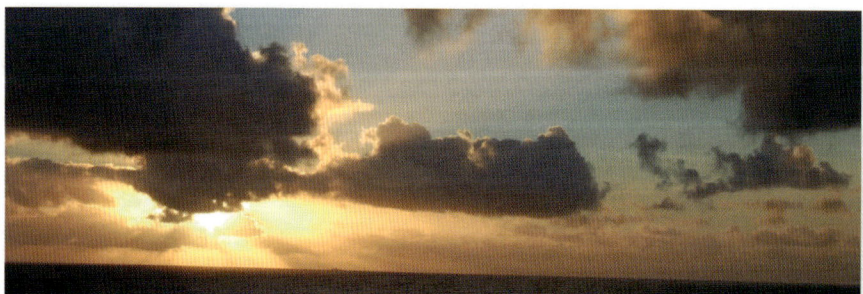

SE PRÉPARER

Il existe différents types de massage, chacun ayant sa technique propre, mais certaines règles leur sont communes et doivent être respectées. L'atmosphère, une pièce et des vêtements confortables sont les conditions indissociables de la réussite d'un massage.

Les règles à respecter

■ La préparation commence par la **pièce** où se déroule le massage. Il est préférable d'opter pour un lieu fermé, même en été, pour éviter les courants d'air, les insectes, les bruits et une luminosité trop forte, tous éléments susceptibles de distraire. La pièce doit être confortable, assez spacieuse, rangée, propre et sereine. La température optimale est de 24° C, l'éclairage ne doit être ni vif ni coloré, et inviter plutôt à la détente.

■ Le massage peut se pratiquer aussi bien sur **une table de massage** que sur le sol. Dans le deuxième cas, on pose sur le sol un matelas fin, ou une couverture recouverte d'un drap, destiné à la personne qui se fait masser, et un petit coussin pour le masseur ; il faut éviter les matelas mous ou trop épais qui empêchent la personne massée de rester droite. Les tables de massage sont matelassées, mais soutiennent fermement le corps ; elles sont réglables – la hauteur varie de 60 à 90 centimètres – pour éviter au masseur d'avoir mal dans le dos lorsqu'il se penche ; certaines sont à double articulation. Elles sont commercialisées dans les magasins spécialisés en matériel médical. On peut les remplacer par une table en bois recouverte d'une serviette éponge, à condition qu'elle soit à la bonne dimension et à la bonne hauteur.

■ Quel que soit le type de massage – hormis le cas du shiatsu où aucun vêtement particulier n'est requis – il est préférable que le bénéficiaire soit **nu**, car les vêtements risquent de gêner les gestes du masseur.

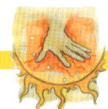

Il est cependant déconseillé de demander à une personne que cela met mal à l'aise de se déshabiller : la personne massée est alors invitée à porter un maillot de bain ou à garder son linge de corps.

■ Le deuxième point essentiel est la **tranquillité**, ce qui signifie généralement le silence. Les deux partenaires ne doivent pas bavarder, car le moment consacré au massage exige de la concentration de la part de chacun. Celui qui bénéficie du massage doit pouvoir se détendre et s'abandonner complètement, sans être distrait par une conversation ou des pensées parasites. C'est un moment où l'union de l'esprit et du corps devient possible et permet de bénéficier pleinement du traitement.
D'aucuns préfèrent écouter une musique douce. De nombreux CD vendus dans le commerce conviennent parfaitement, comme la musique New Age. Quoi qu'il en soit, il faut décrocher le téléphone et éteindre les téléphones portables afin de ne pas perturber l'ambiance de relaxation.

■ Le praticien peut choisir de masser avec une **huile** ou une **crème** pour que les mains glissent bien sur le corps et que les gestes soient plus fluides. Rien n'oblige à acheter des huiles de massage

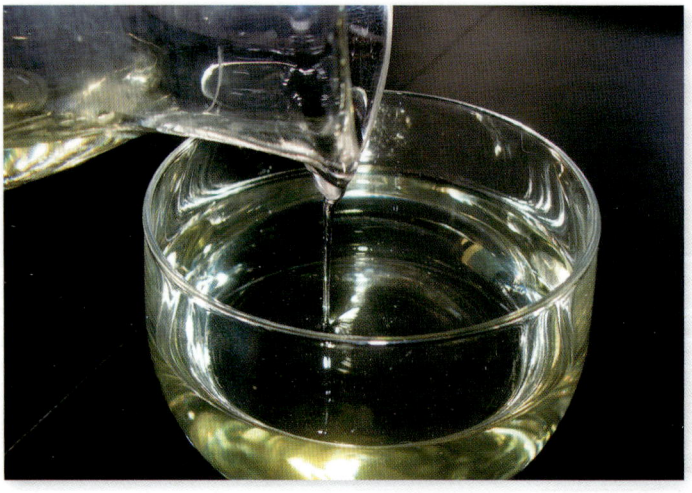

Les huiles végétales
L'huile de tournesol est une bonne huile de massage naturelle.

spéciales, puisque l'on peut utiliser des huiles végétales classiques comme l'huile de tournesol, de coco ou d'amande douce.
On trouve cependant dans le commerce des huiles enrichies d'essences qui agrémentent le massage en exploitant les vertus de l'aromathérapie, et qui peuvent être chauffées à température ambiante.

■ Le masseur – qui doit impérativement avoir les ongles courts et ne pas porter de bijoux – se sert de ses **deux mains** pour un résultat plus efficace.

■ Si la personne qui se fait masser présente des zones de **tension** particulièrement vives, avant de débuter le soin, on peut poser une bouillotte chaude enveloppée dans une serviette sur le point douloureux et la laisser pendant une dizaine de minutes.

■ **Il ne faut pas pratiquer** de massage en cas de fractures, de lésions, d'infections, de fièvre, de tumeurs, de plaies, de maladies de peau, d'épilepsie et de faiblesse cardiaque.

C'est en respectant ces précautions que le massage devient extrêmement bénéfique. Il est clair que la personne massée doit avoir **pleinement confiance** dans le masseur qui saura doser ses gestes et adoptera une **attitude positive et sereine**. Si la personne massée ne réussit pas à s'abandonner entre les mains du masseur, elle ne tirera aucun bienfait de la thérapie. C'est pour cette raison qu'il est préférable d'aller chez un spécialiste, sauf dans le cas d'un automassage.
De nos jours de nombreux manuels, accessibles aux néophytes, présentent les premiers rudiments permettant de pratiquer un massage, et peuvent s'avérer utiles pour qui souhaite connaître cet univers. Il est conseillé de choisir un guide accompagné de dessins et de photos illustrant les bons gestes. De nombreuses associations organisent des cours de massages, d'un niveau plus ou moins professionnel et pour un coût relativement peu élevé.

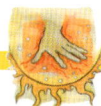

Toutes ces ressources sont le signe d'un regain d'intérêt positif vis-à-vis du soin et de l'amour pour notre corps !

Un peu d'anatomie

Pour qu'un massage soit réellement efficace, le masseur doit avoir quelques notions d'anatomie. S'il connaît la position précise des os, des muscles et des articulations, il lui est plus facile de distinguer la nature d'une douleur ou d'une tension gênante chez le « patient » qu'il est sur le point de masser.

C'est pourquoi nous vous proposons dans les pages qui suivent trois planches anatomiques concernant les os, les muscles, la circulation, le système lymphatique et le système nerveux.

Même si l'on a peu de connaissances du fonctionnement du corps humain, on peut deviner pourquoi et de quelle façon le massage est utile et bienfaisant. Il stimule la production de synovie indispensable à la lubrification des articulations, régule les spasmes musculaires et diminue les tensions, favorise une bonne circulation veineuse, lymphatique et l'oxygénation des tissus, décontracte les nerfs en faisant du bien à tous les organes, atténue la douleur en activant la production d'endorphine et facilite l'élimination de l'acide lactique.

Le massage contribue aussi de manière efficace à corriger les mauvaises postures, un problème fréquent, à diminuer la dépression et l'anxiété, et il est souvent recommandé aux couples traversant une crise pour les aider à retrouver intimité et désir.

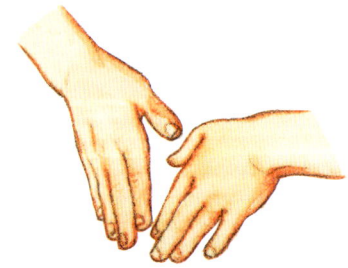

Le squelette et la circulation

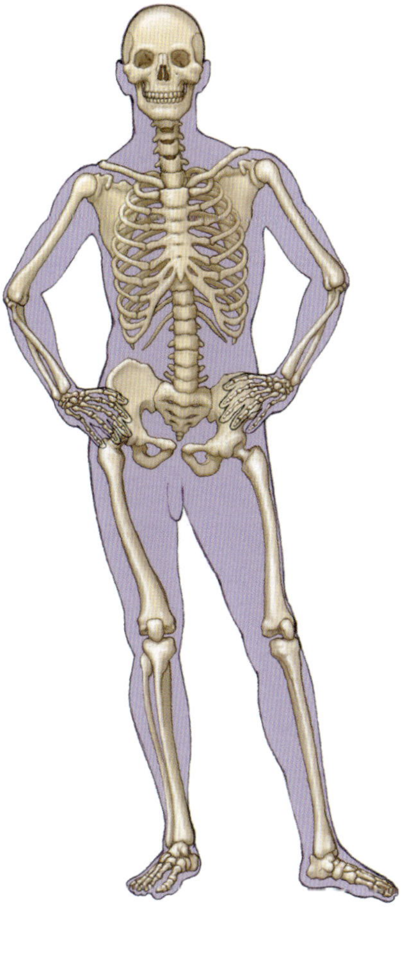

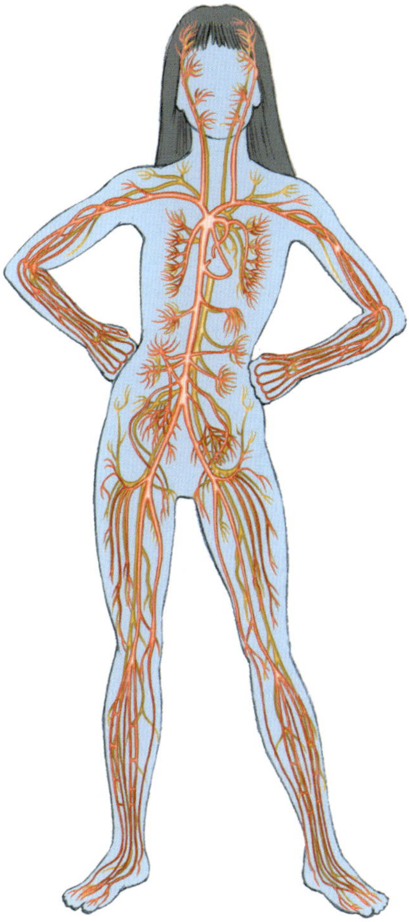

Le massage, pour une vie harmonieuse

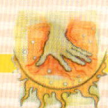

Les muscles

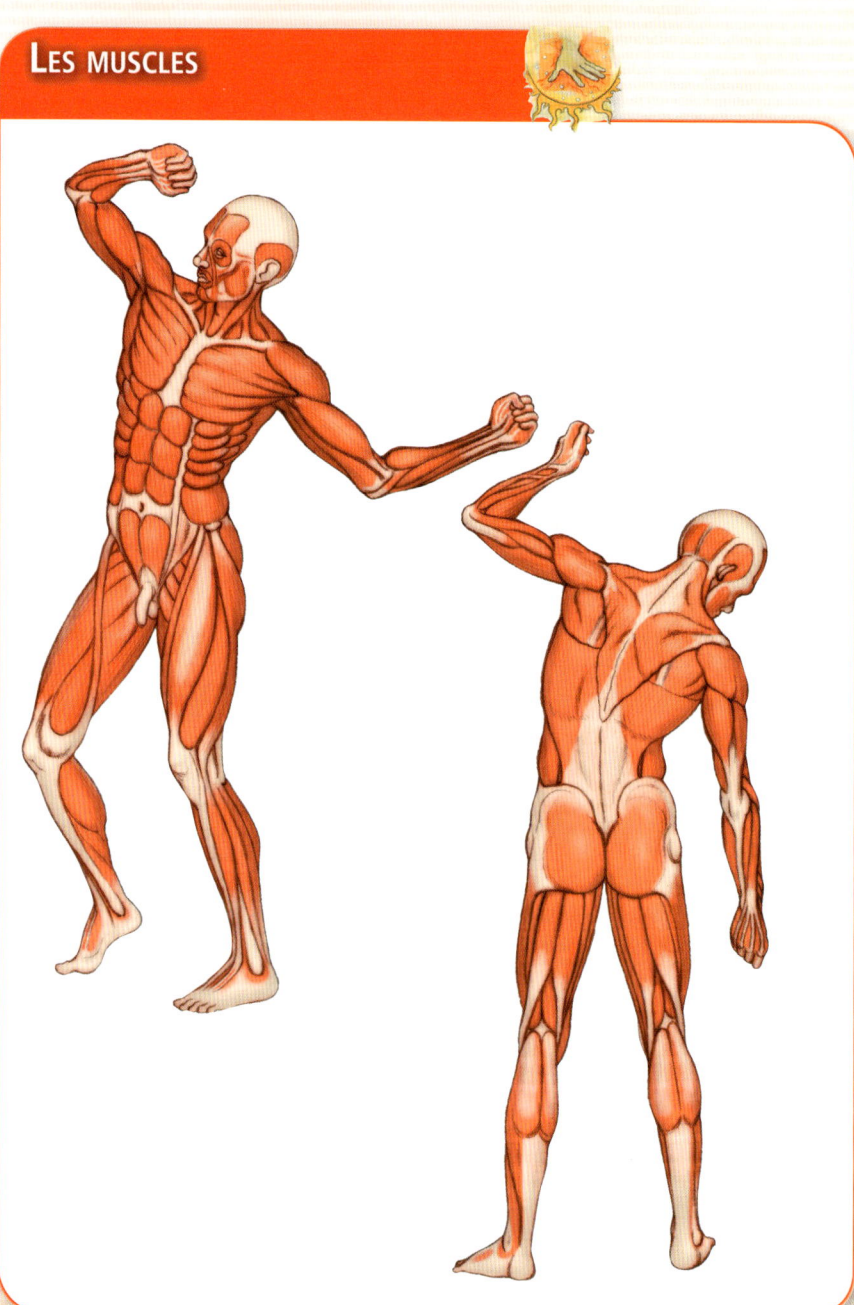

Le massage, pour une vie harmonieuse

LE SYSTÈME LYMPHATIQUE ET LE SYSTÈME NERVEUX

Le massage, pour une vie harmonieuse

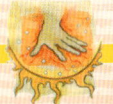

Les techniques de base

Avant de pratiquer un massage, il est préférable de s'initier aux techniques principales d'autant que chaque méthode a ses particularités. Pour apprendre, il est conseillé d'expérimenter sur soi les gestes à effectuer de façon à vérifier l'effet obtenu et à comprendre l'intensité qui doit être donnée à chaque geste. Voyons tout d'abord les principales techniques ou manœuvres.

1. **PAR EFFLEURAGE :** tout massage débute généralement par cette manœuvre qui s'effectue avec la paume de la main détendue ; elle permet de se familiariser avec le corps du patient et de le préparer aux manœuvres qui suivront. Il existe plusieurs types d'effleurage :

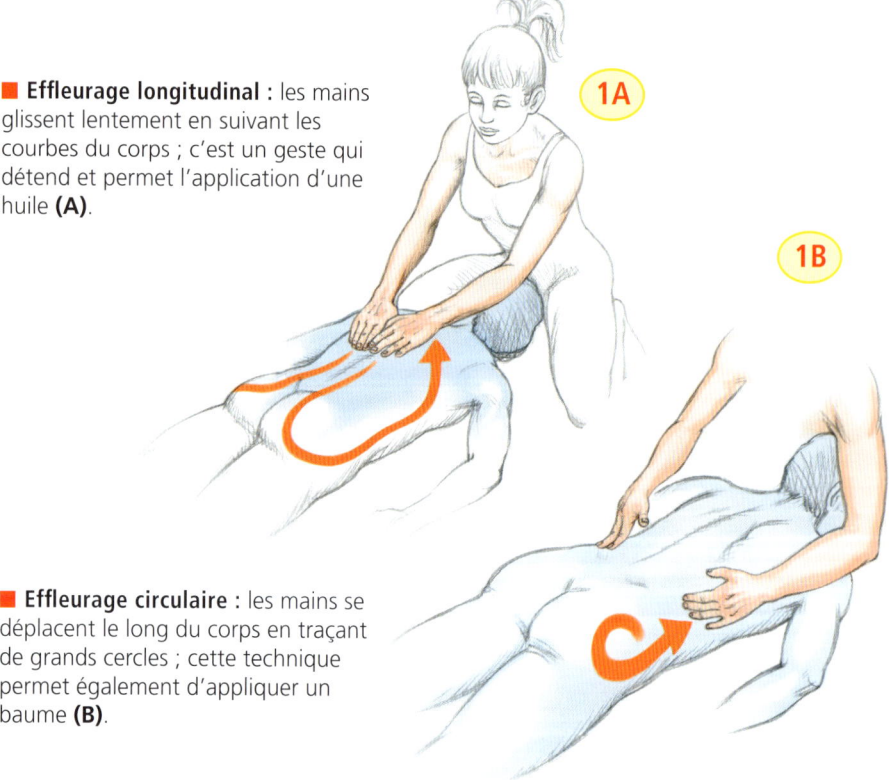

■ **Effleurage longitudinal :** les mains glissent lentement en suivant les courbes du corps ; c'est un geste qui détend et permet l'application d'une huile **(A)**.

■ **Effleurage circulaire :** les mains se déplacent le long du corps en traçant de grands cercles ; cette technique permet également d'appliquer un baume **(B)**.

2. **PALPER ROULER :** cette technique agit plus en profondeur que l'effleurage. Elle se pratique avec la paume de la main ou la pulpe des doigts, et non avec l'extrémité des doigts. Plusieurs variantes sont possibles :

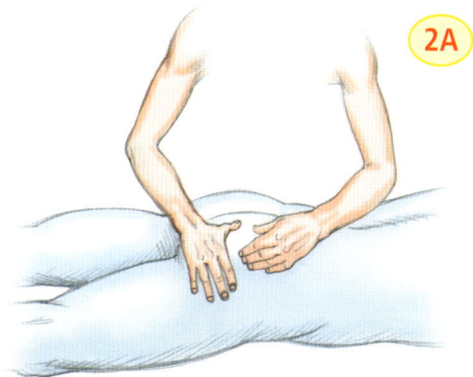

■ **Pincement :** le masseur prend la peau avec toute la main et la pince ; tandis qu'il la relâche, l'autre main pince à son tour une zone différente **(A)**. Les mains travaillent en alternance sans se détacher du corps. Cette technique permet de décontracter des parties charnues, telles que les fesses.

■ **Malaxage :** les mains se déplacent pour presser et étirer en attrapant les parties charnues et en exerçant une légère torsion **(B)**. Les tissus à masser doivent être saisis le plus largement possible, la prise concernant aussi bien la peau que les muscles sous-jacents.

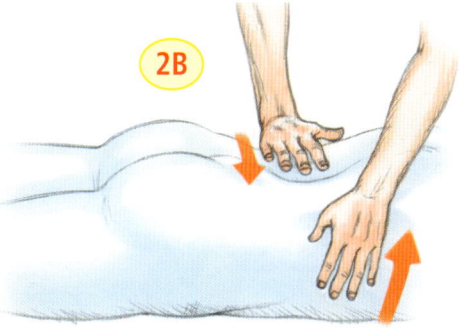

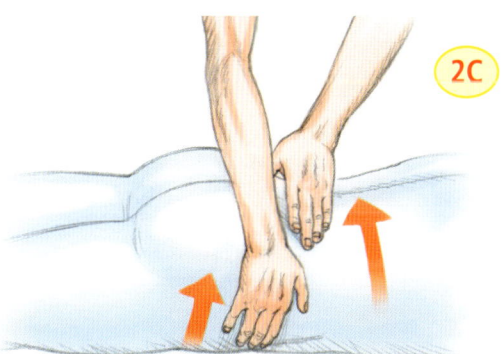

■ **Étirement :** le masseur pose les mains sur la partie à soigner et fait glisser les mains alternativement pour bien étirer la peau **(C)**.

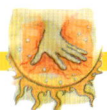

3. **PAR PRESSION :** pour agir en profondeur, il faut utiliser les pouces, les extrémités et la pulpe des doigts. Le contact comme le relâchement de la peau se font en douceur, avec lenteur et sans à-coups. Pour un effet plus bénéfique, mais sans provoquer de douleurs à la personne massée, la pression augmente progressivement d'intensité, est maintenue quelques instants, puis diminue avant de cesser complètement. Le masseur doit peser de tout son poids sur les mains pour leur donner plus de force. Il faut veiller à ce que ces manœuvres ne provoquent pas de douleur chez la personne massée.

■ **Pressions avec l'extrémité des doigts :** elles peuvent être douces ou fortes, et selon l'orientation, rectilignes, elliptiques et en spirales.

■ **Pressions avec la pulpe des doigts :** les mains sont posées l'une sur l'autre, la pression se fait avec la pulpe des doigts. Les mains travaillent en rythme et en alternance.

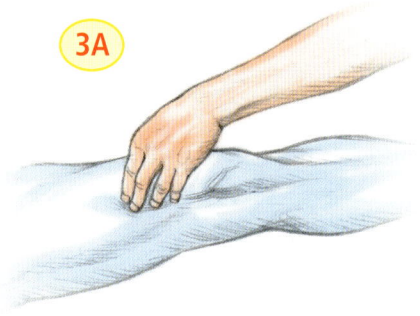

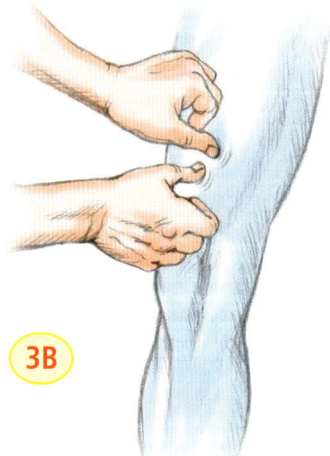

■ **Pressions des pouces :** les pouces (la pulpe) sont placés l'un sur l'autre et se déplacent vers l'extérieur, en traçant de petits cercles ou en s'enfonçant profondément dans les chairs **(B)**.

■ **Pressions avec les poings fermés :** cette technique est surtout employée pour agir sur l'estomac, l'intestin, les épaules et les fessiers.

4. PAR VIBRATION : la main associe une pression à un mouvement d'oscillation perpendiculaire à la surface de la peau. C'est la contraction des muscles de l'avant-bras, du bras et de l'épaule du masseur, qui va mouvoir la main. Les oscillations se diffusent dans la zone entourant le point où elles sont pratiquées.

5. PAR FRICTION : les doigts exercent des pressions de façon à faire glisser la peau sur les tissus sous-jacents.

6. PAR TAPOTEMENT OU PERCUSSION : les mouvements sont alternés à un rythme soutenu, afin de stimuler les tissus et d'activer la circulation. Ils complètent l'action des autres manœuvres et ne sont donc pas indispensables. Ces mouvements se font avec l'articulation du poignet, tandis que l'avant-bras et le bras restent immobiles.

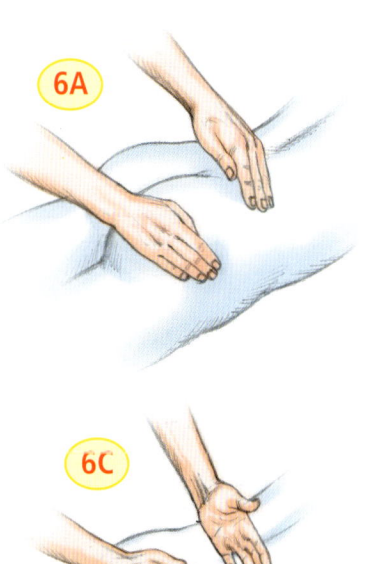

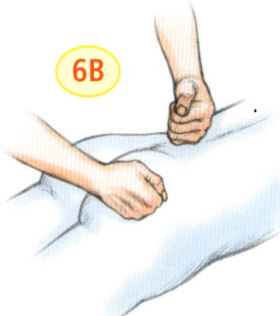

■ **Mains en cuillère :** les mains positionnées en coupe se déplacent en alternant un martèlement léger et un autre plus intense **(A)**.

■ **À poings fermés :** les mains sont détendues, mais les poings fermés martèlent le corps **(B)** ; le poignet doit rebondir.

■ **À plat :** percussions rapides avec le tranchant de la main, les paumes se faisant face et les doigts tendus **(C)**.

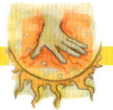

UNE SÉANCE DE MASSAGE

LA FACE ARRIÈRE

En règle générale, une séance de massage commence par la face dorsale ou postérieure du corps et se poursuit par la face ventrale, ou antérieure.

1. **LE DOS :** commencer par des effleurages longs en descendant le long de la colonne vertébrale. Les mains glissent du haut du dos vers les fessiers et remontent le long des flancs. Recommencer plusieurs fois.

2. **LES ÉPAULES :** une épaule à la fois est massée en longs mouvements. Commencer par un côté du cou puis, en se rapprochant progressivement du début de l'épaule, descendre le long de la colonne vertébrale avant de remonter jusqu'au cou. La pulpe des doigts exerce des pressions allant de l'épaule vers le cou. L'épaule et l'omoplate sont massées par pincement.

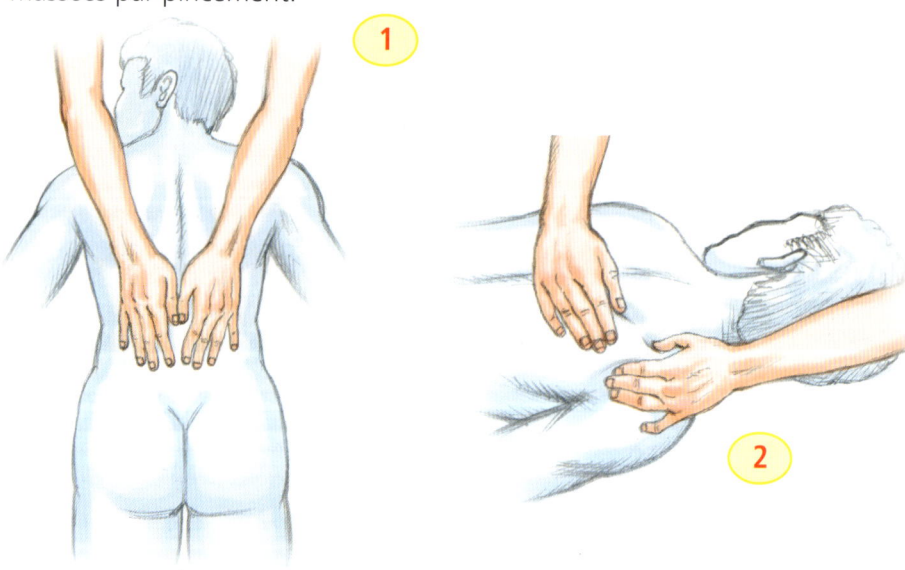

3. **LE COU :** placer l'avant-bras du patient dans le dos. Les pouces exercent des pressions sur la partie supérieure des épaules et à la base du cou en augmentant progressivement d'intensité. Prendre les muscles à la base du cou entre le pouce et l'index et masser.

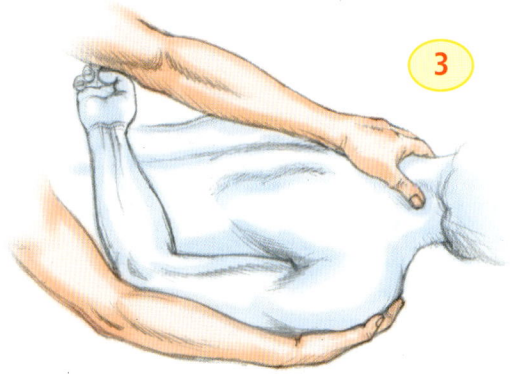

4. **LA COLONNE VERTÉBRALE :** les pouces massent par pression la zone située à côté de la colonne vertébrale en partant du cou **(A)**. Remonter de chaque côté de la colonne en traçant de petits cercles avec les pouces **(B)**.

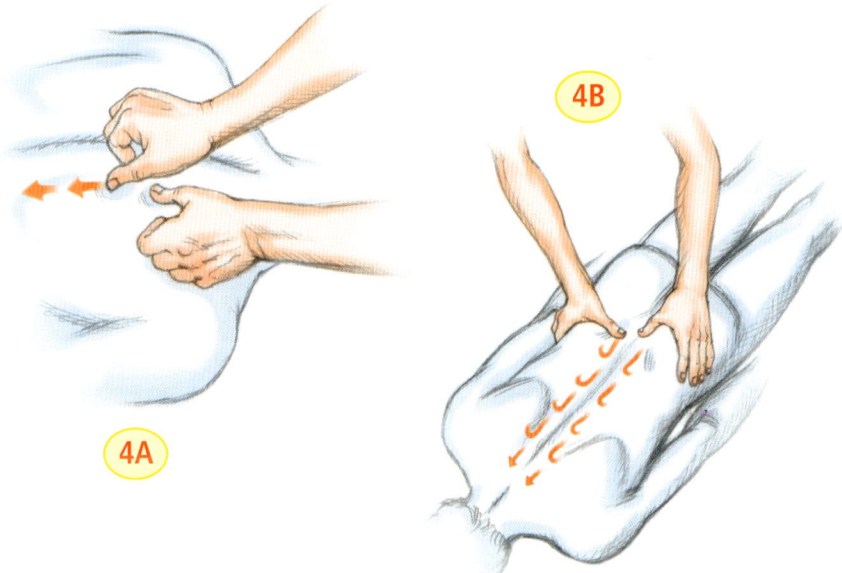

5. **LES OMOPLATES :** placer l'avant-bras du patient dans le dos, pour que l'omoplate soit rehaussée et ressorte bien. Exercer des pressions en spirale avec l'extrémité des doigts sur une omoplate à la fois **(A)**, puis des manœuvres de pincement sur le dos **(B)**.

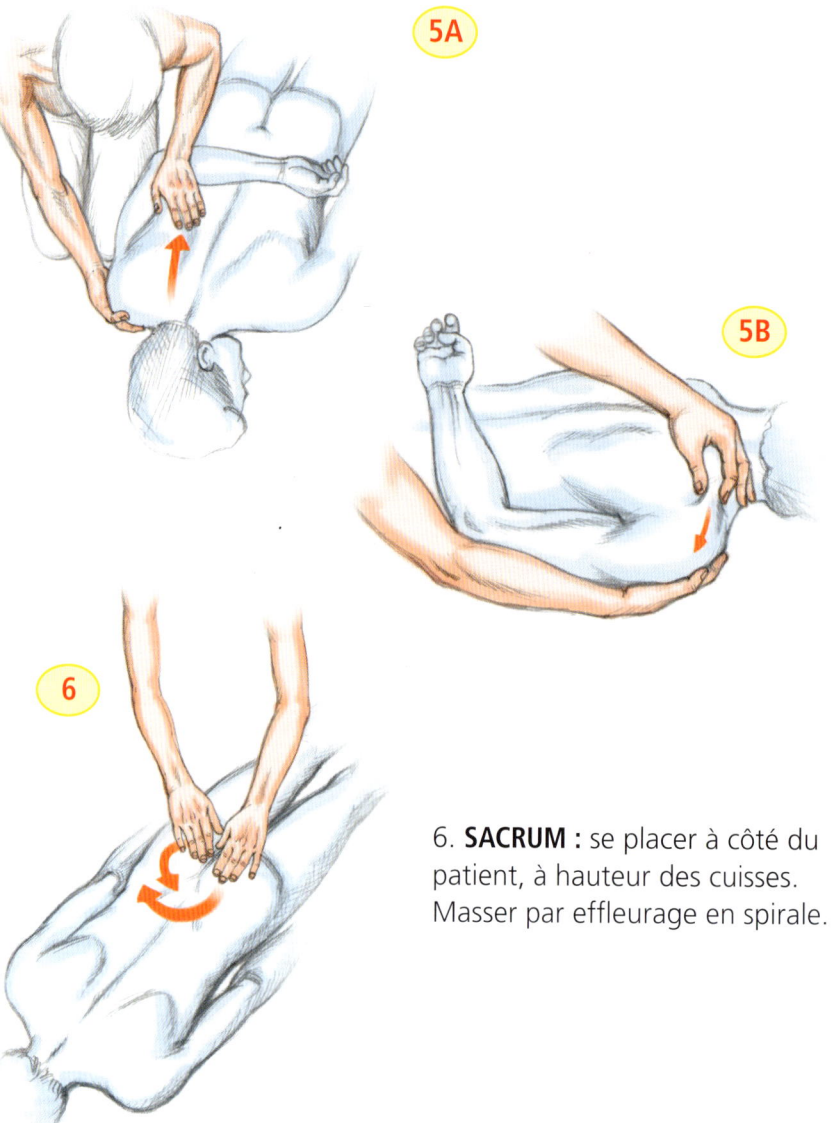

6. **SACRUM :** se placer à côté du patient, à hauteur des cuisses. Masser par effleurage en spirale.

7. **LES FESSES :** masser une fesse à la fois, par malaxage **(A)**, puis pincement **(B)** en finissant par étirement **(C)**.

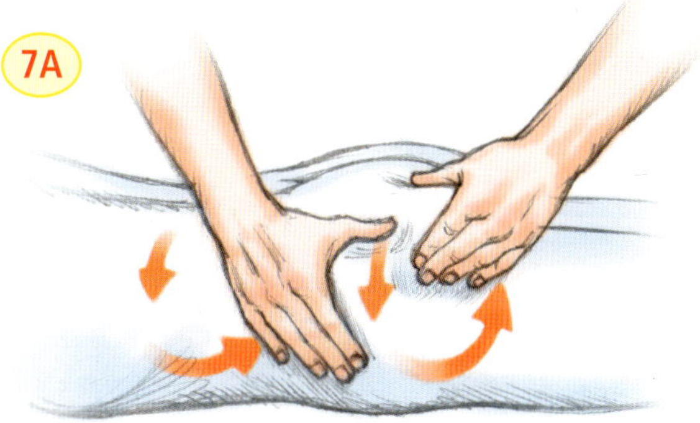

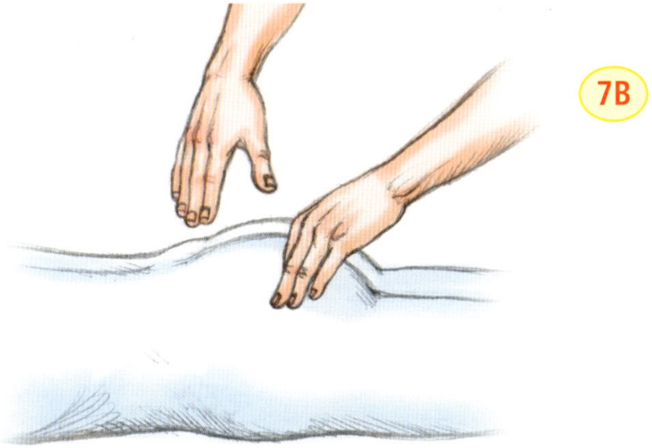

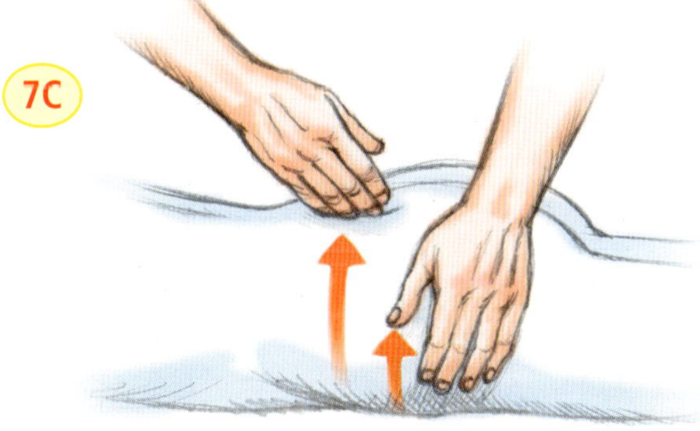

Une séance de massage

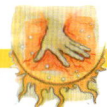

Une séance de massage

8. **LES JAMBES :** se placer entre les pieds écartés du patient et masser les deux jambes avec des mouvements longitudinaux **(A)**.
Travailler ensuite une jambe, puis l'autre, en exerçant des pressions, d'abord avec les pouces puis avec l'attache des poignets **(B)**.
À l'intérieur des cuisses, effectuer des manœuvres de pincement et de malaxage **(C)**.

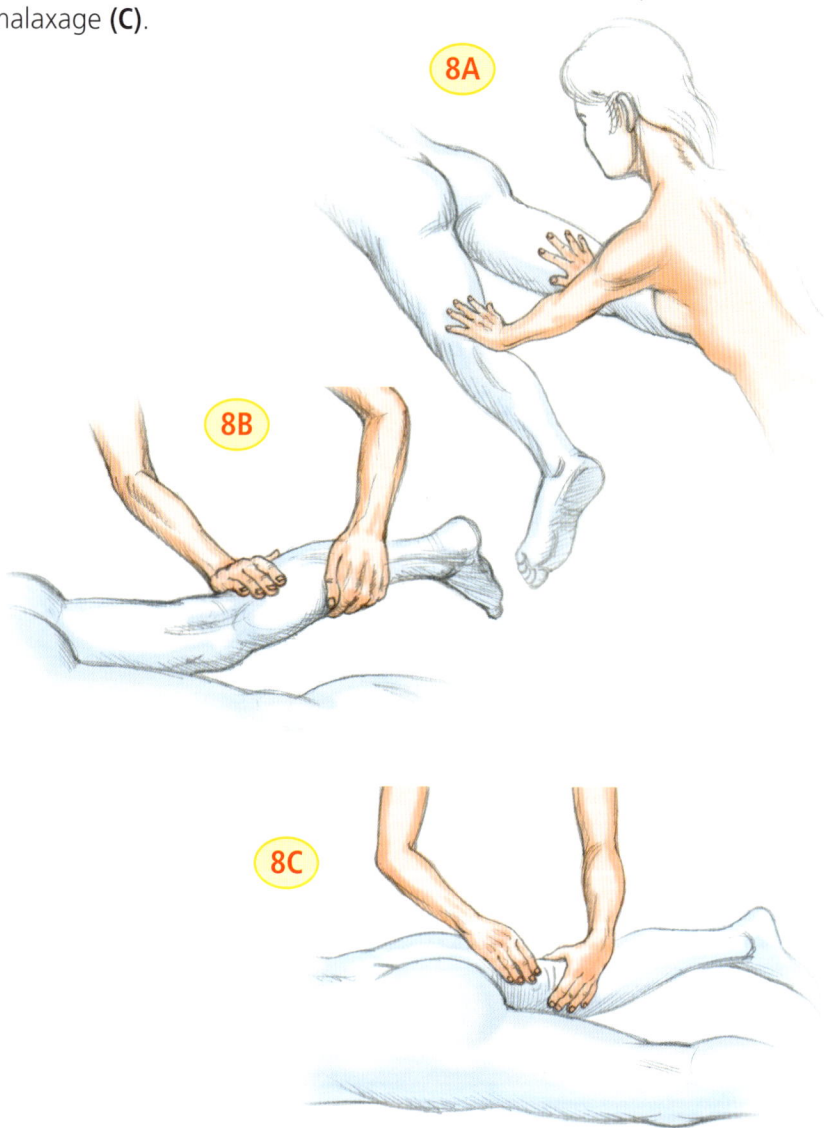

9. **LES CHEVILLES :** le pied est fermement tenu par une main, tandis que l'autre main masse la zone autour de l'os de la cheville **(A)** avec des mouvements en spirale. La jambe est tenue d'une main au-dessus de la cheville tandis que l'autre main fait tourner le pied alternativement vers la droite et vers la gauche **(B)**.
La cheville est tenue fermement d'une main tandis que l'autre main repousse le pied, d'abord vers le bas **(C)** puis vers le haut **(D)**.

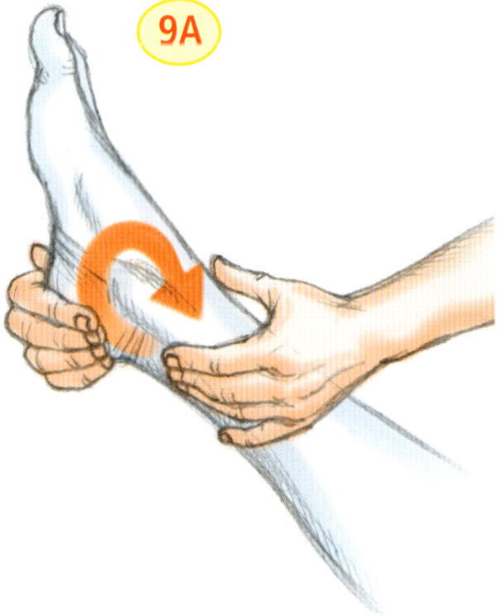

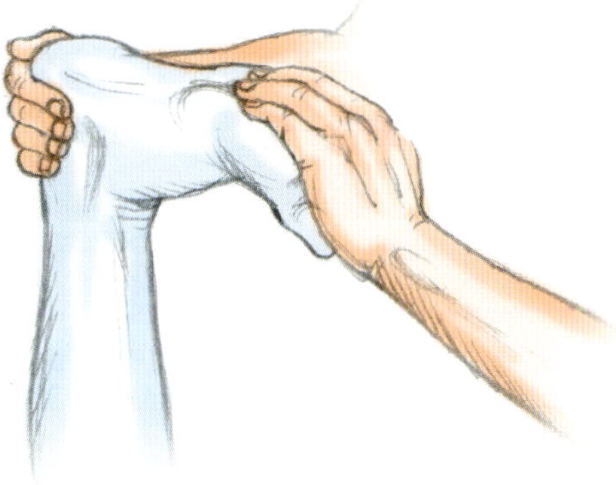

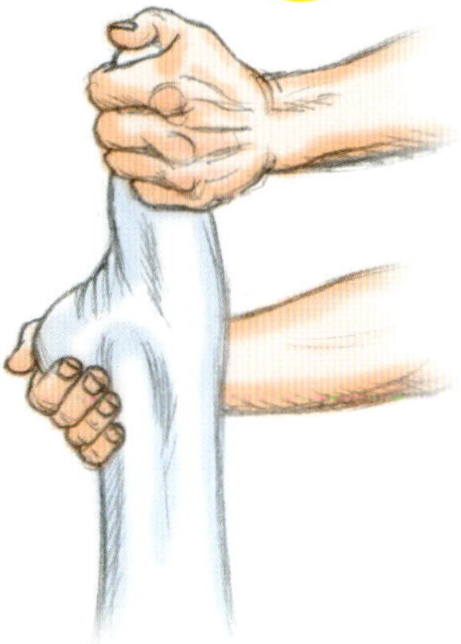

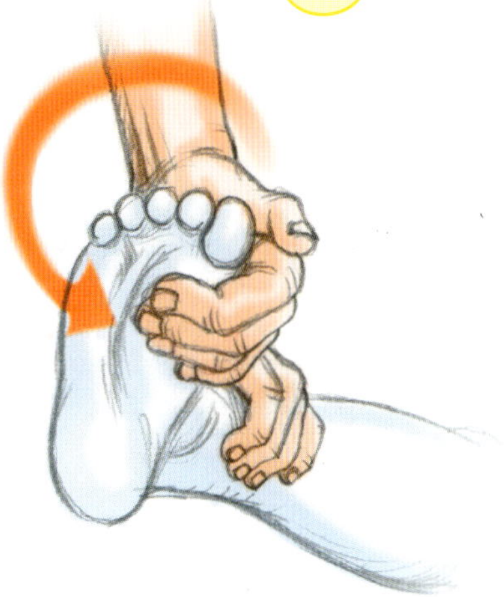

10. **LES PIEDS :** la plante des pieds est tenue d'une main, et les orteils sont dirigés vers l'avant. Exercer des pressions avec les pouces entre les tendons, de la cheville vers les orteils **(A)**.

Le pied est soulevé d'une main, et le pouce de l'autre main posé sur la face plantaire exerce des pressions en cercle **(B)**.

Les orteils sont ensuite étirés sur le côté **(C)**, en avant, et en arrière.

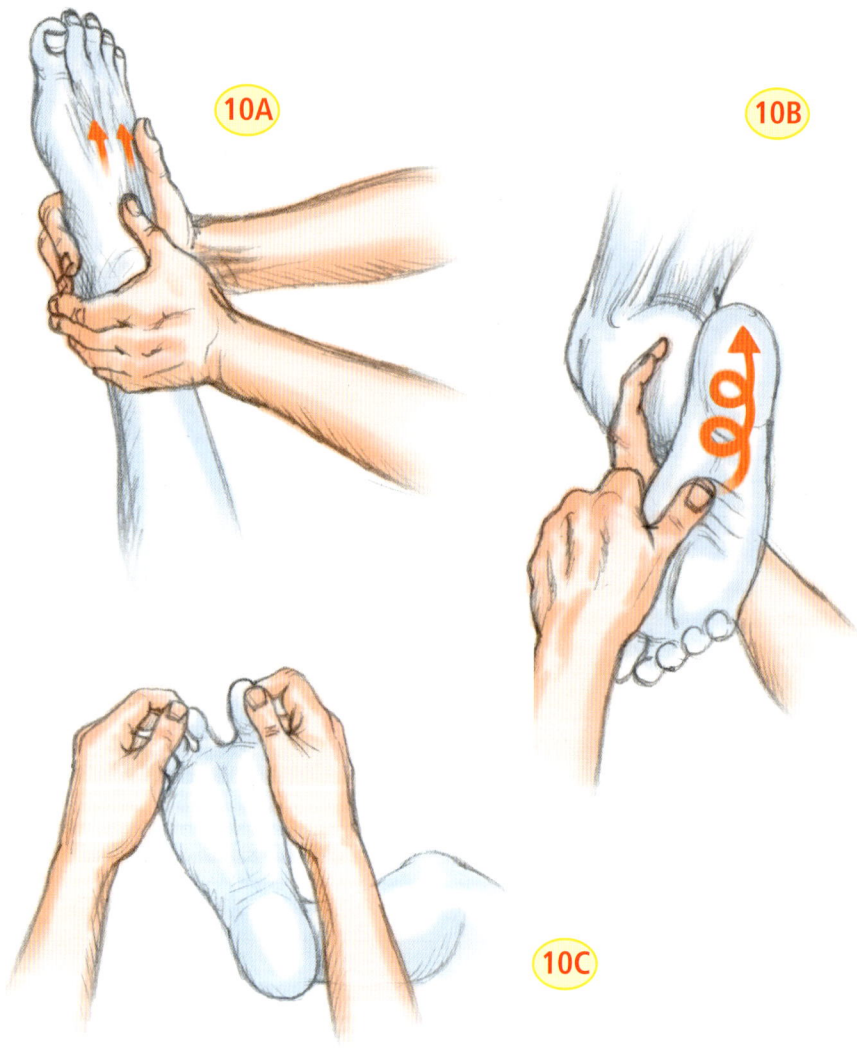

LA FACE AVANT

1. **LE CUIR CHEVELU :** assis derrière le patient, masser le cuir chevelu avec l'extrémité des doigts, comme pour faire un shampoing **(A)**. Attraper une mèche de cheveux et tirer doucement de la racine à la pointe ; répéter pour chaque mèche **(B)**.

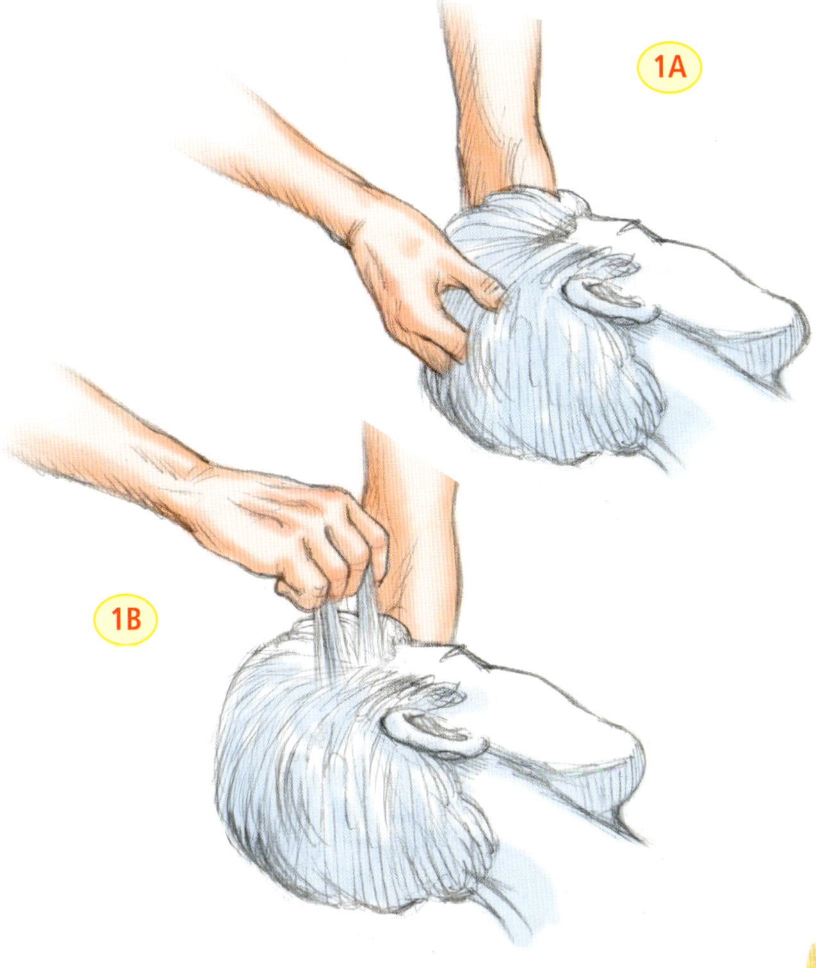

Une séance de massage

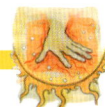

Une séance de massage

2. **LE VISAGE :** les pouces sont placés au milieu du front et les autres doigts sur les tempes, masser par étirements vers les tempes **(A)**. Même manœuvre pour les sourcils, en allant du coin interne des yeux vers les tempes. Passer ensuite délicatement les pouces sur les paupières, de l'angle interne vers l'angle externe **(B)**. Cette dernière manœuvre est déconseillée aux porteurs de lentilles de contact. La cloison nasale est massée par les pouces, en un mouvement alternatif allant de la base vers la pointe **(C)**.

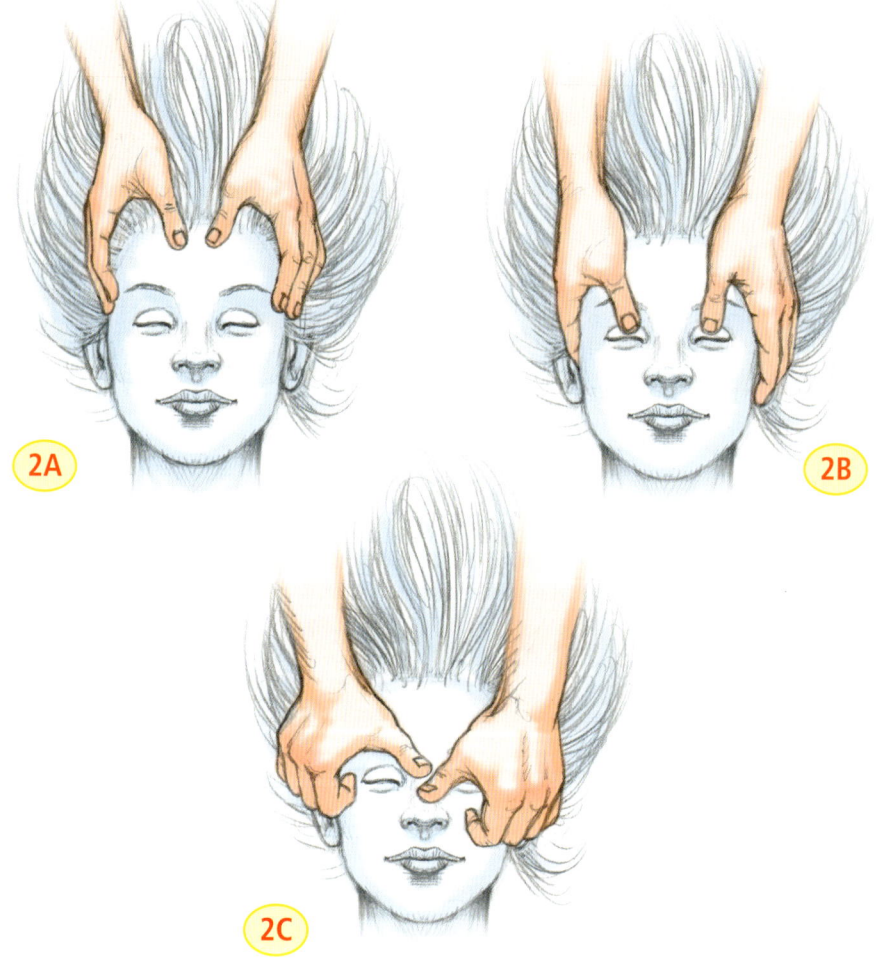

2A

2B

2C

Les pouces glissent sur les joues, en allant vers l'extérieur, et en descendant lentement sur le visage **(D)**. Saisir la pointe du menton entre le pouce et l'index et exercer des pincements réguliers **(E)**.

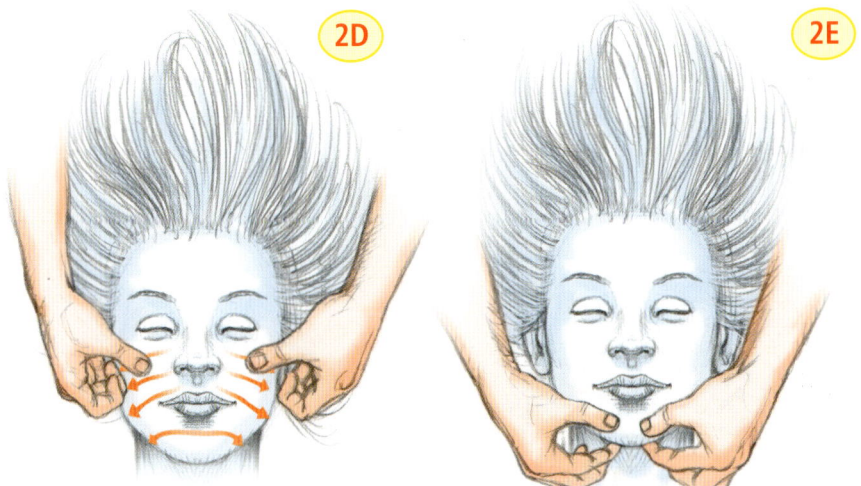

Prendre le bord de la mâchoire avec le pouce et l'index et, en pressant légèrement, faire glisser les doigts jusqu'aux lobes des oreilles **(F)**.
La pulpe des doigts massent par mouvements circulaires les muscles masticateurs **(G)**.

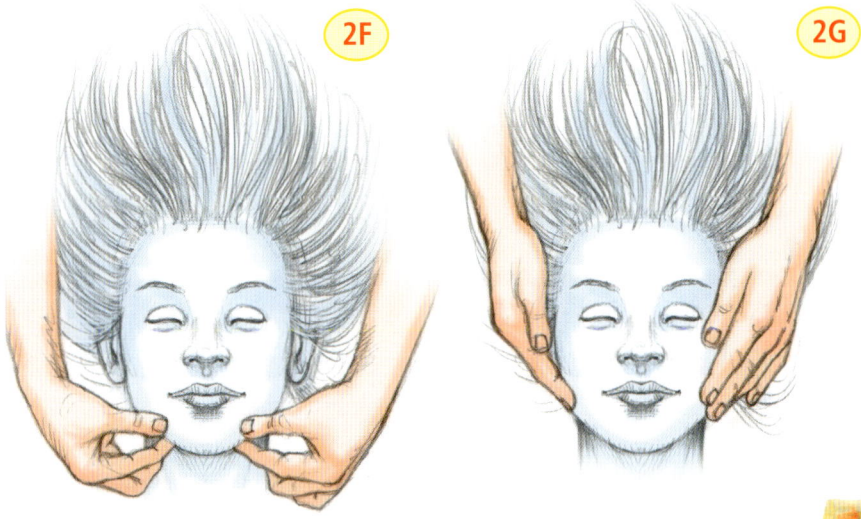

Une séance de massage

Placer l'attache des poignets de chaque côté du nez, les doigts dirigés vers les oreilles et exercer des manœuvres d'étirement allant vers l'extérieur **(H)**.
Prendre les oreilles entre les doigts et les poignets en tirant légèrement vers l'extérieur **(I)**.
Poser les mains en coupe sur les yeux avec les pouces de chaque côté du nez, faire glisser les mains sur le visage jusqu'à la nuque **(L)**.

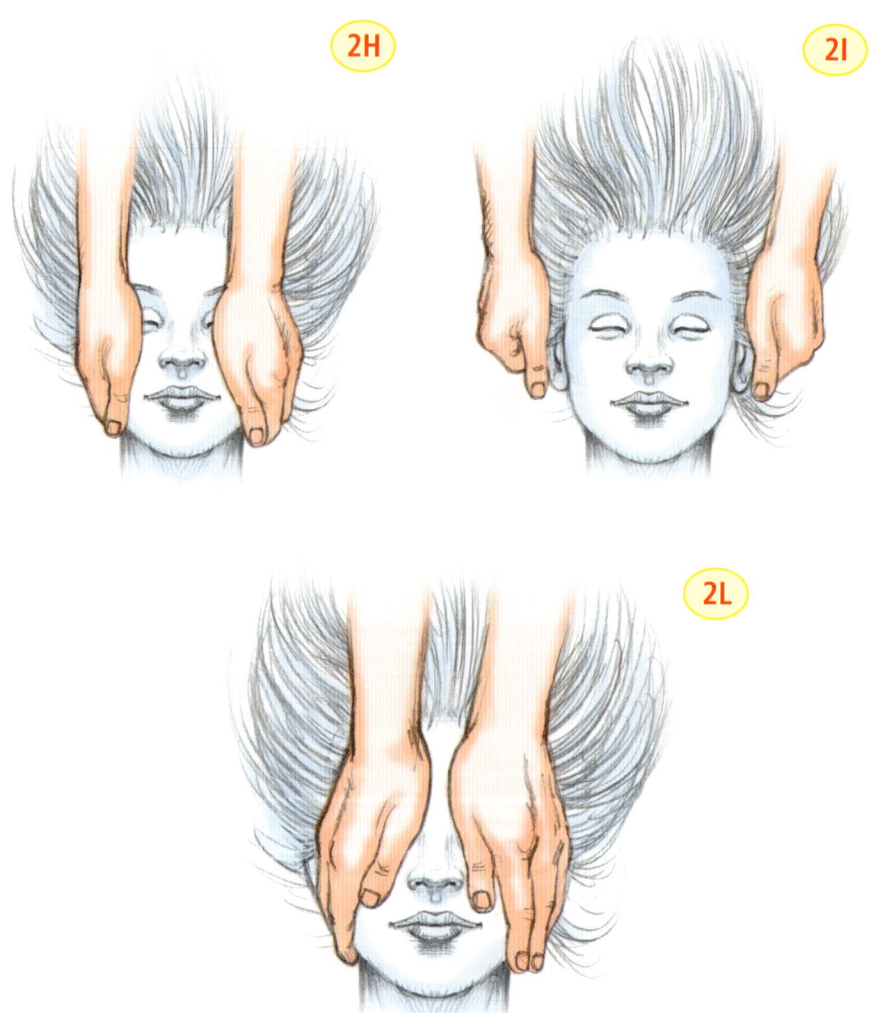

3. **LE COU :** poser les mains sur la nuque et soulever la tête en la tirant vers soi **(A)**. En soutenant toujours la tête, pousser le menton vers le thorax **(B)**, avant d'étirer le cou **(C)**. Étirer le cou sur les côtés, en le penchant vers une épaule puis vers l'autre. Prendre la tête entre les deux mains pour la faire délicatement rouler à droite puis à gauche **(D). Ces manœuvres ne doivent entraîner aucune douleur chez la personne massée.**

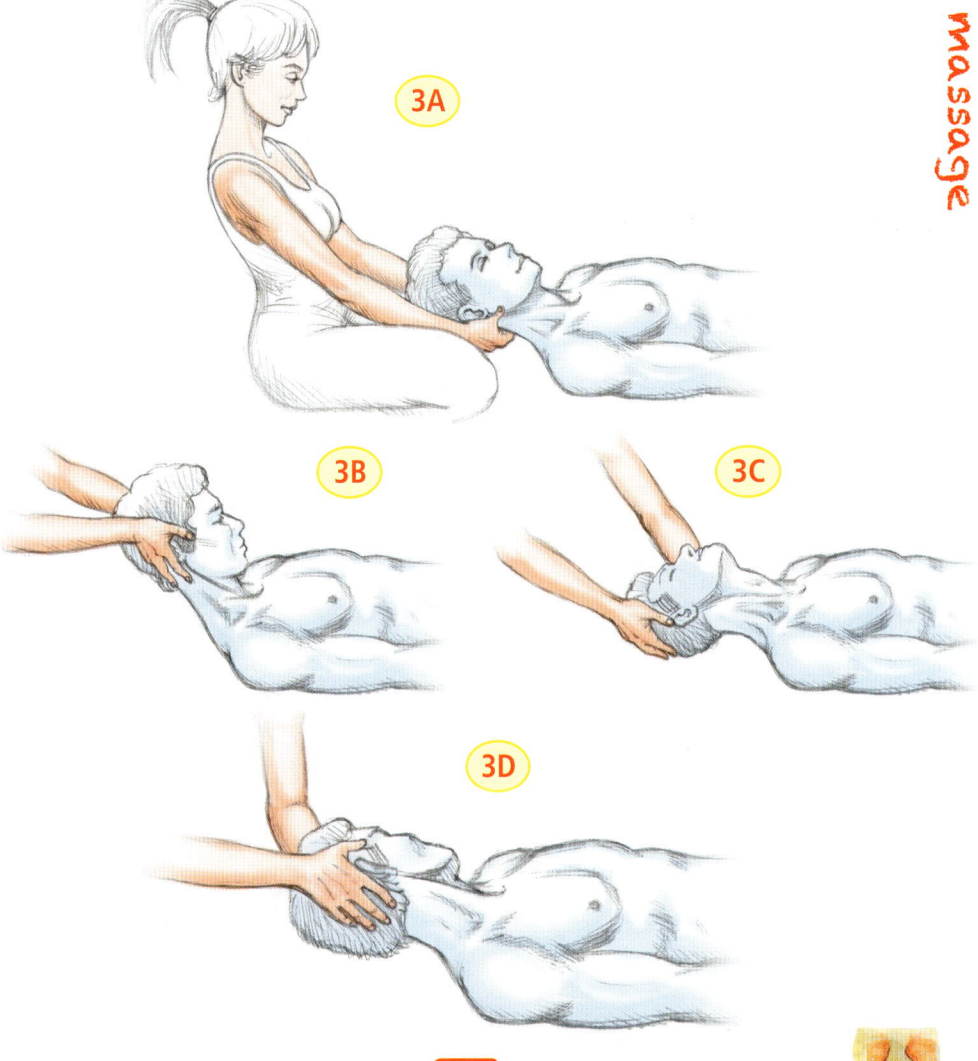

Une séance de massage

4. **LES ÉPAULES :** Placer une main sous la clavicule, le pouce dirigé vers l'épaule. Placer l'autre main sous le cou et exercer une manœuvre d'étirement vers la base du cou et la nuque.
Faire la même chose sur l'autre épaule.

5. **LE BRAS :** se placer à côté de la personne, à hauteur de ses mains, et masser un bras à la fois. Les deux mains massent en un mouvement de glissement partant du poignet et remontant jusqu'à l'épaule, avant de redescendre jusqu'à la pointe des doigts **(A)**.

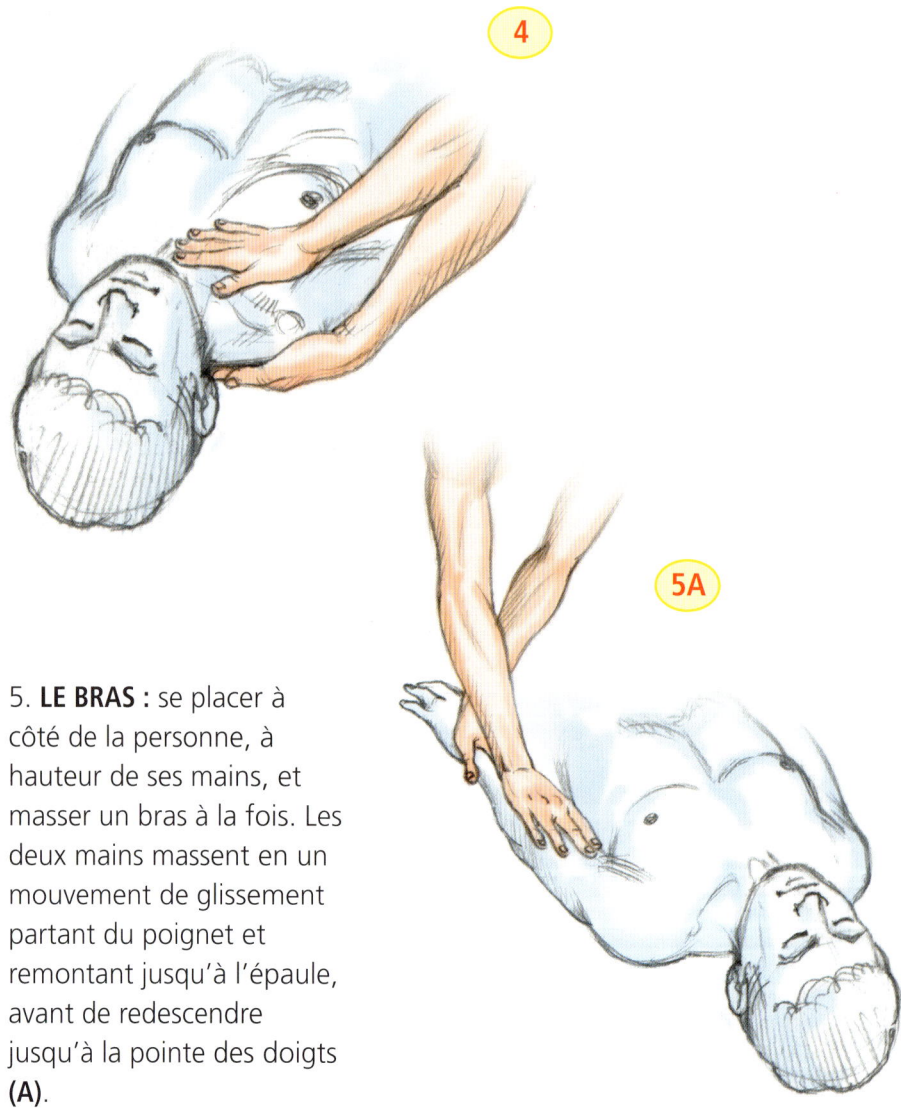

Soulever l'avant-bras du partenaire en lui tenant la main, prendre le poignet entre les doigts et faire glisser le pouce sur la face interne du bras, jusqu'au coude **(B)**.

Déplacer la main de la personne de l'autre côté du cou en pliant le bras, afin que le coude soit soulevé à la hauteur du visage ; prendre le bras, à partir du coude, entre les mains et faire glisser les pouces jusqu'à l'épaule **(C)**.

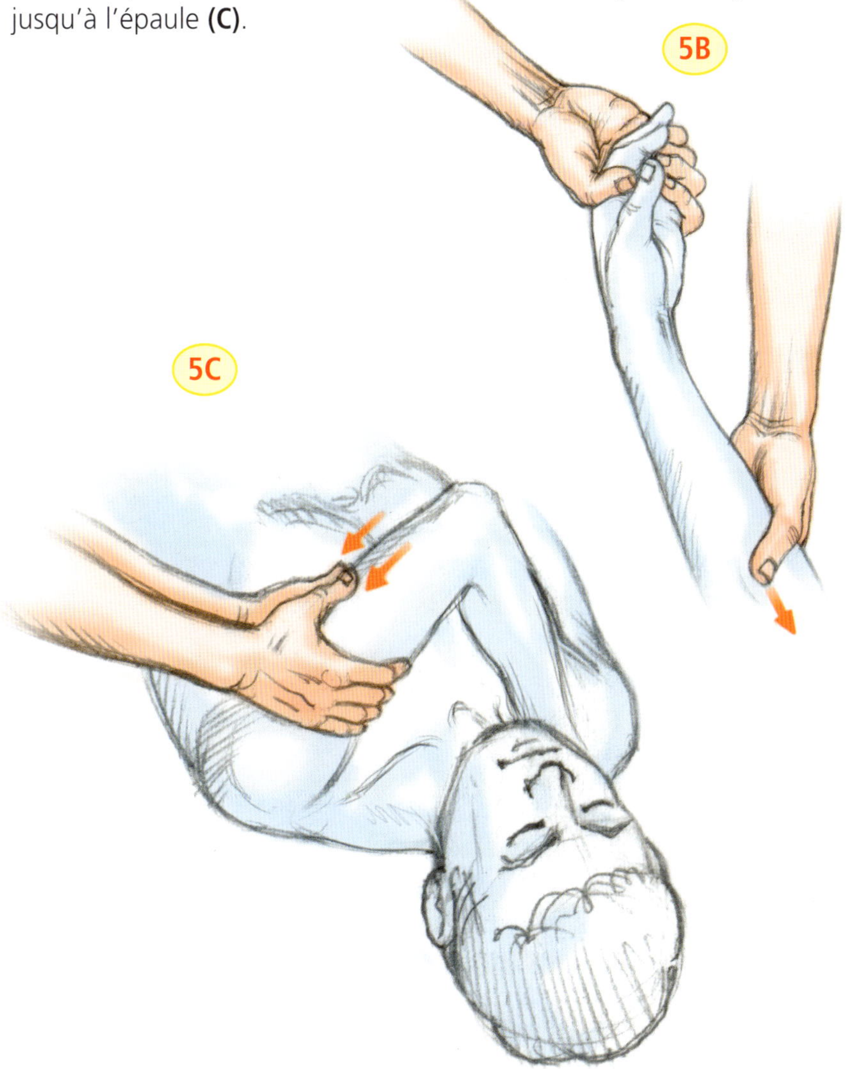

Une séance de massage

Se placer à côté du partenaire, à hauteur de son épaule, prendre son poignet et lui étirer le bras au-dessus de la tête. L'autre main part de l'aisselle et glisse le long du thorax **(D)**.
Le bras du partenaire est ensuite malaxé en allant de l'épaule au poignet **(E)**.

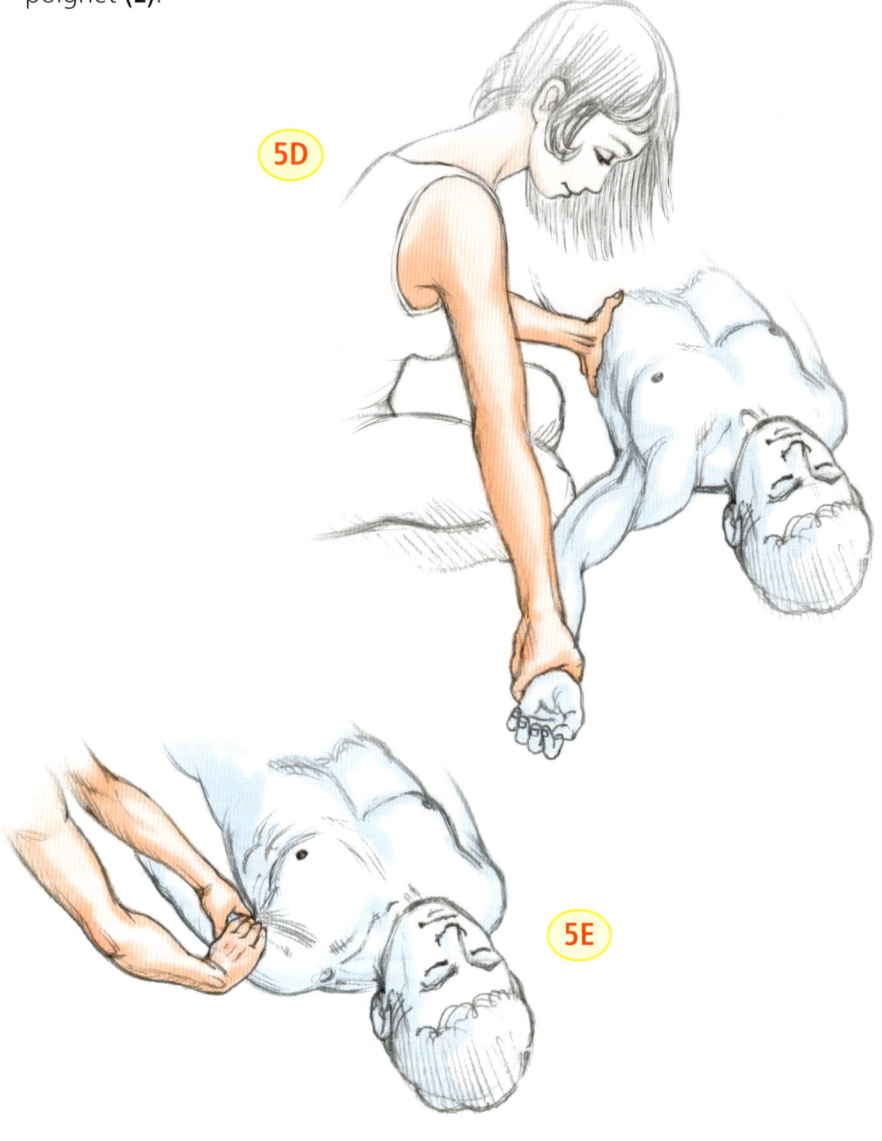

6. **LES MAINS :** prendre le poignet entre les doigts et le masser avec les pouces en mouvements circulaires **(A)**. Placer les pouces sur le dos de la main du partenaire et les quatre doigts sur la paume pour pratiquer des étirements sur celle-ci **(B)**. Prendre le poignet d'une main et exercer des pressions avec le pouce et l'index le long des os de la main **(C)**. Pour finir, pratiquer une traction et une torsion de chaque doigt **(D)**.

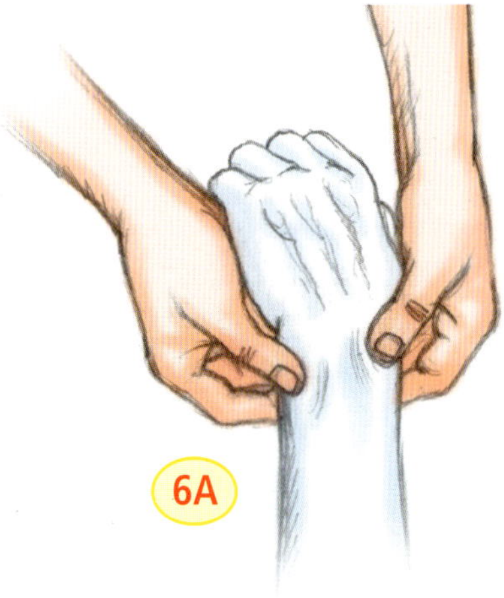

Une séance de massage

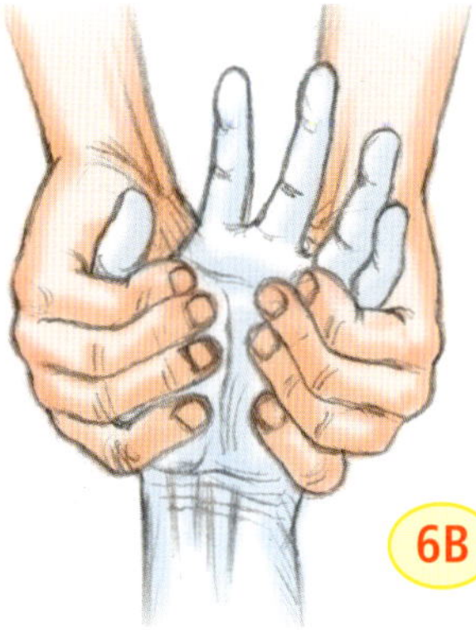

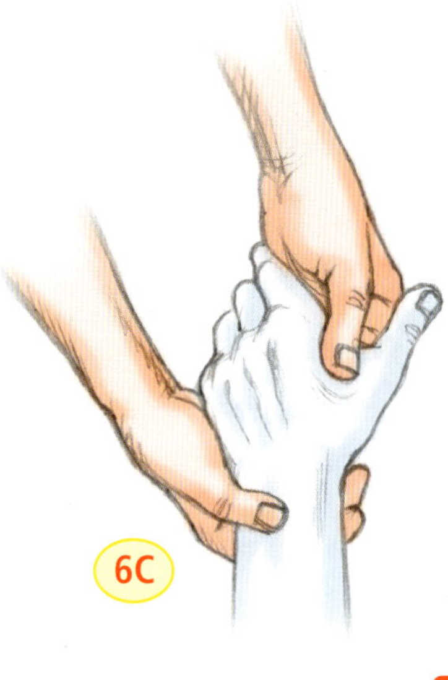

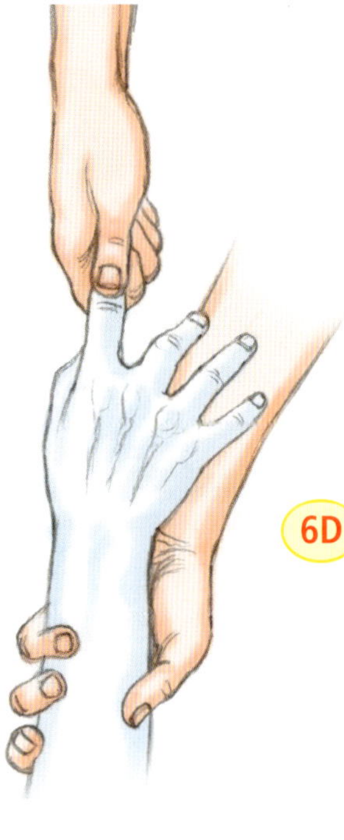

7. **LE TRONC :** placer les mains au milieu du thorax, les faire glisser en mouvements longitudinaux, sans disjoindre les doigts, jusque sous l'ombilic. À hauteur du ventre, les doigts sont écartés et remontent le long des flancs **(A)**. L'index et le majeur des deux mains sont posés au centre du haut du tronc et exercent des pressions sur les espaces intercostaux en se dirigeant vers le bas. Il faut éviter de masser la poitrine s'il s'agit d'une femme **(B)**.

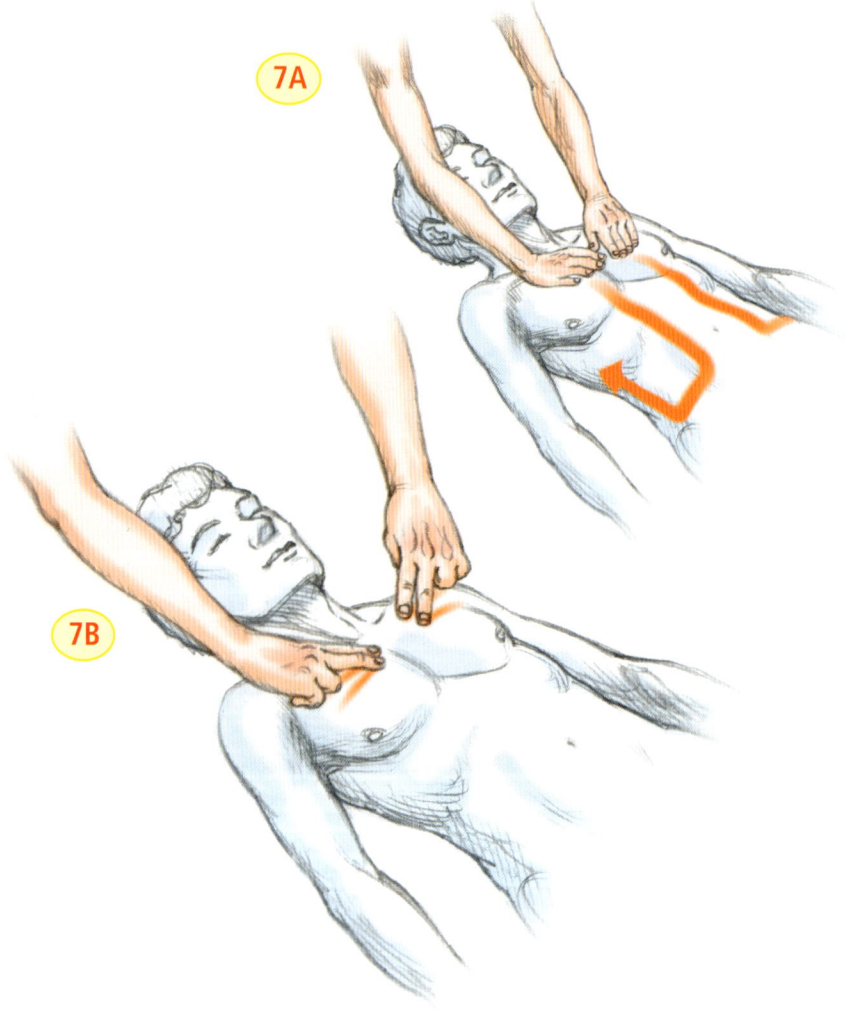

Le massage s'effectue avec les deux mains alternativement par des gestes d'étirement, en commençant par un côté de la cage thoracique, puis l'autre **(C)**.
Les muscles pectoraux sont massés par pétrissage **(D)**.

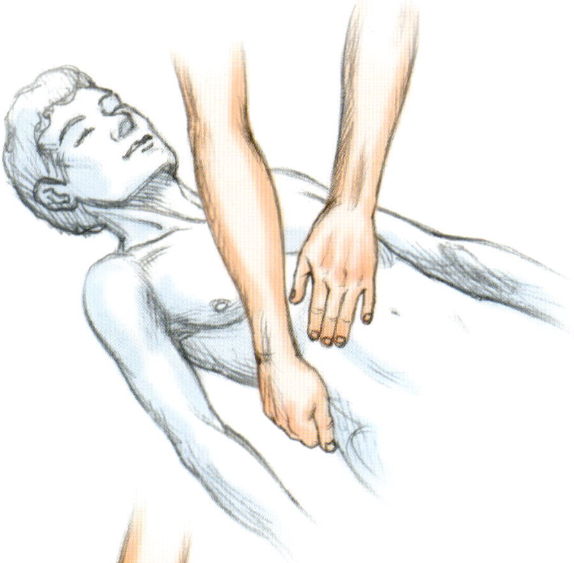

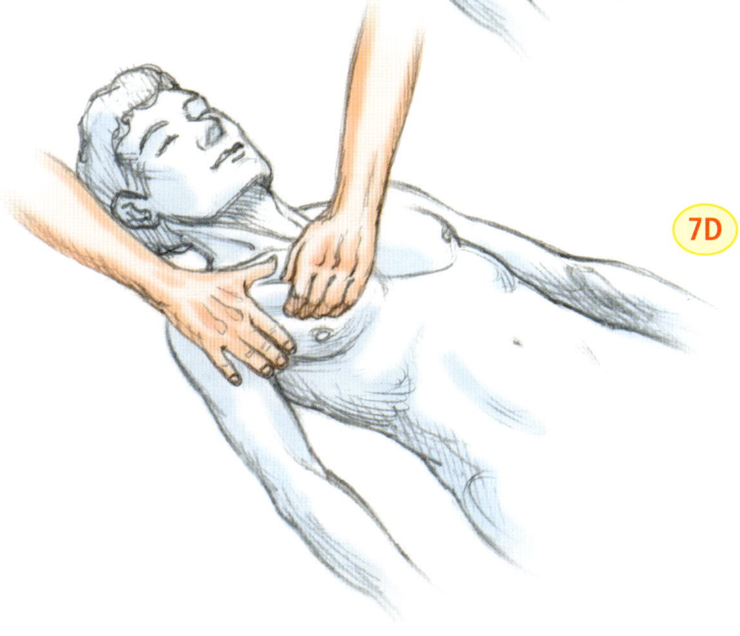

Une séance de massage

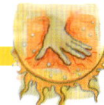

8. **L'ABDOMEN :** se placer à côté du partenaire, à hauteur du ventre. Masser délicatement le ventre des deux mains par mouvements circulaires **(A)**, en décrivant des cercles plus petits autour du nombril. Les mains sont placées sur le ventre, et les doigts dirigés vers la tête glissent vers le centre du thorax en mouvements longitudinaux à chaque inspiration du patient. À l'expiration, les mains redescendent en glissant le long du thorax **(B)**.

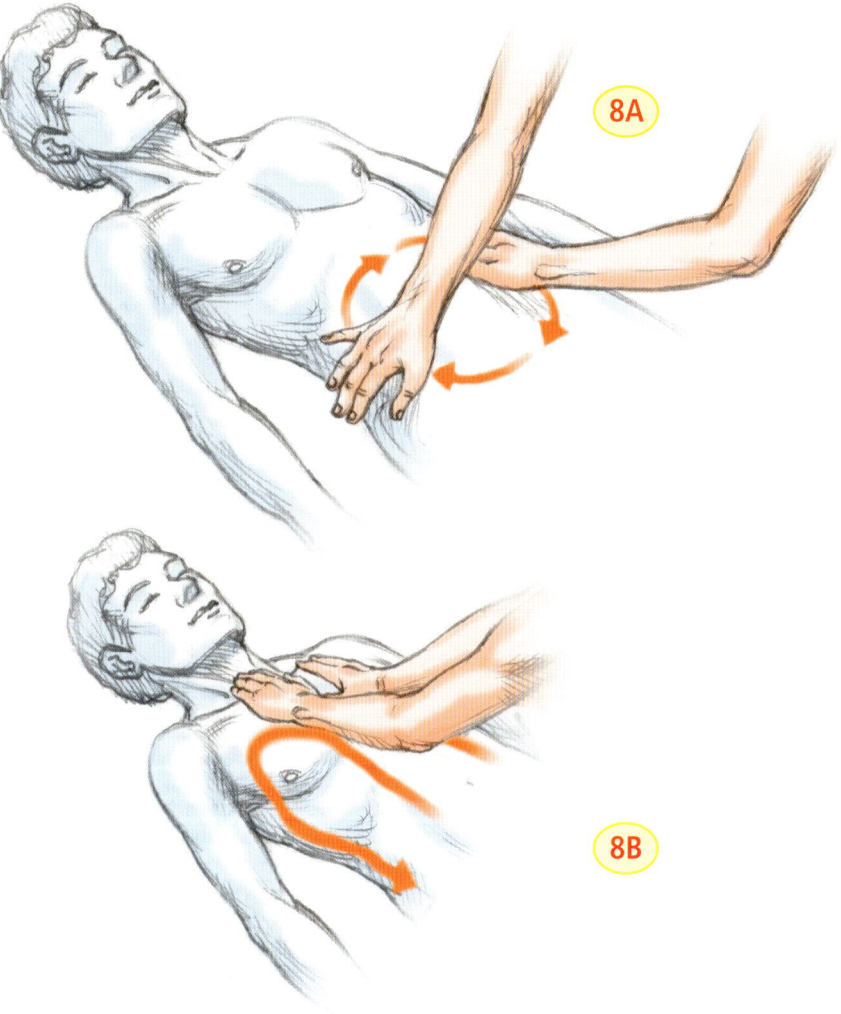

9. **LES JAMBES** : à genoux entre les pieds écartés du partenaire, masser d'abord une jambe puis l'autre en mouvements longitudinaux **(A)**. Soulever légèrement une jambe, en tenant le talon d'une main et la cheville de l'autre, et se pencher en arrière de façon à étirer la jambe **(B)**.

Une séance de massage

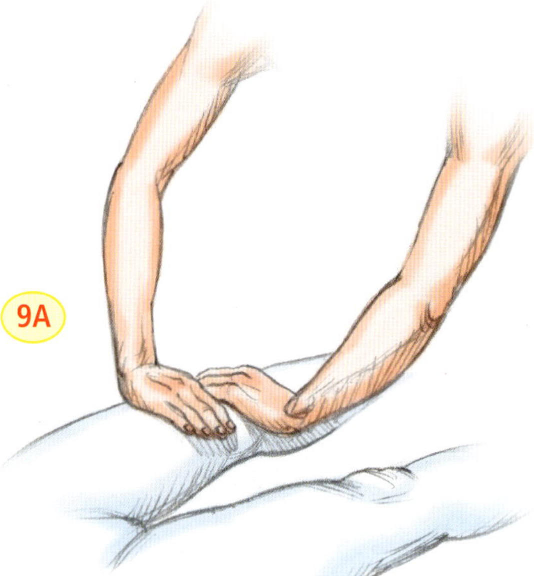

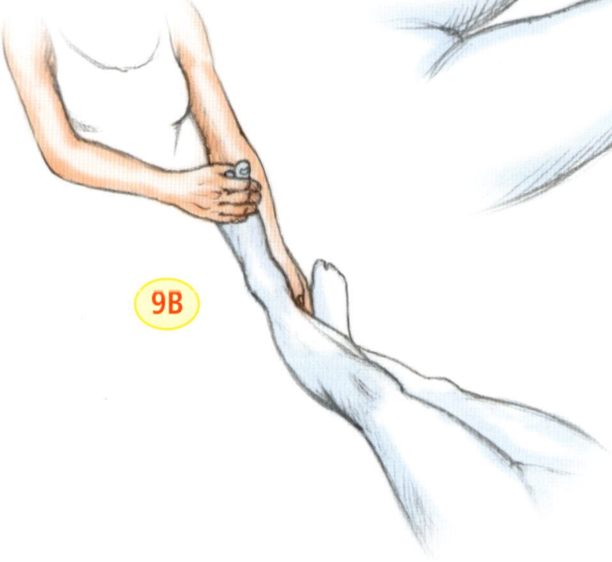

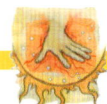

Tenir la jambe des deux mains et masser le bas en exerçant une pression **(C)**. Superposer les pouces sur la rotule en enserrant le genou avec les autres doigts, puis pratiquer des mouvements circulaires vers l'extérieur en remontant le long de la jambe **(D)**. Masser la cuisse du genou à l'aine, avec les deux mains, en procédant par mouvements longitudinaux, puis redescendre jusqu'à la cheville **(E)**.

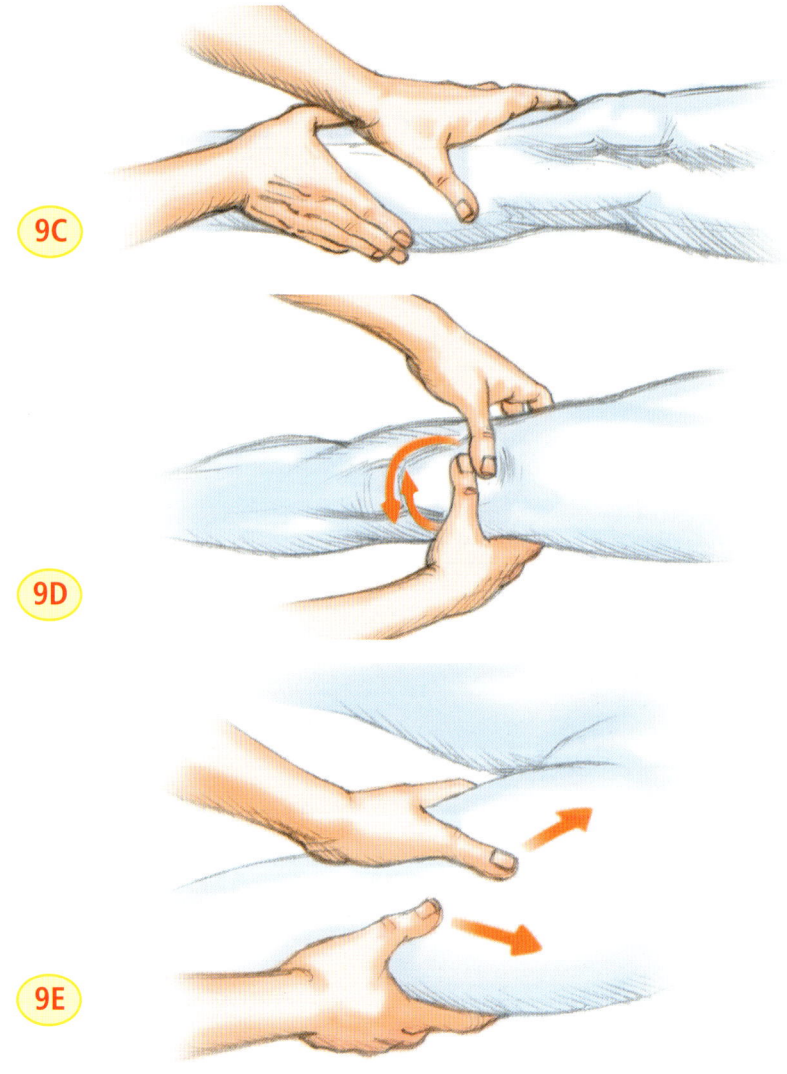

10. **LES PIEDS :** tenir le pied avec les doigts sur la face plantaire ; avec les pouces, effectuer sur la face dorsale des manœuvres d'étirement vers l'extérieur **(A)**. Prendre le pied dans les mains et le tirer vers soi sur toute sa longueur **(B)**.

■ **Pour terminer,** poser les mains sur l'abdomen du partenaire. Faire glisser une main le long d'une jambe jusqu'au pied, tandis que l'autre main remonte vers l'épaule du côté opposé et redescend le long du bras jusqu'à la main. Replacer les mains sur l'abdomen et répéter la manœuvre sur l'autre bras et l'autre jambe. Ces manœuvres finales d'effleurage long permettent de relier les différentes parties du corps et parachèvent le massage.

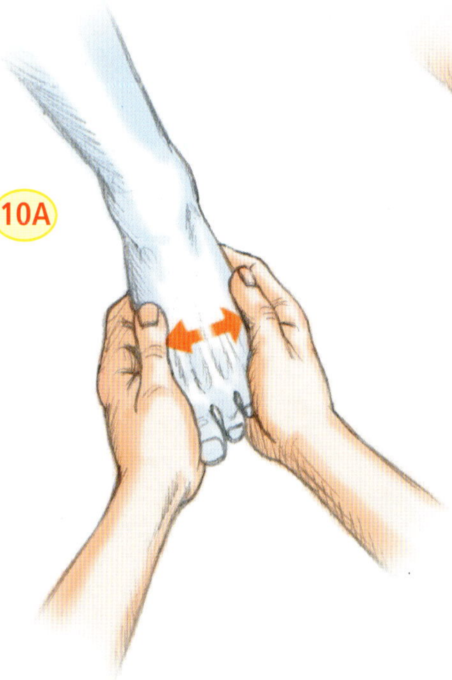

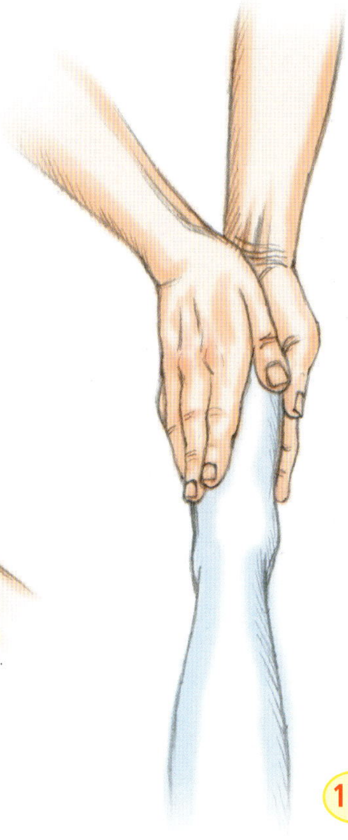

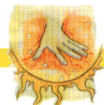

LES PRINCIPALES TECHNIQUES OCCIDENTALES ET ORIENTALES

Masser avec des huiles

Ce type de massage combine l'action bénéfique du massage aux propriétés thérapeutiques des essences dont il renforce l'efficacité. Dans l'Antiquité, il était courant de s'enduire la peau d'épices en poudre mélangées à des huiles végétales ou animales. Par la suite, la macération fut utilisée, qui consistait à immerger des feuilles et des fleurs fraîches dans de l'huile ou de la graisse. Les civilisations de Mésopotamie, d'Égypte, ainsi que les Hébreux préparaient ainsi des onguents aromatiques à usage cosmétique ou destinés aux massages. De nombreuses recettes de baumes parfumés nous sont parvenues

À chaque peau, son huile ou sa crème

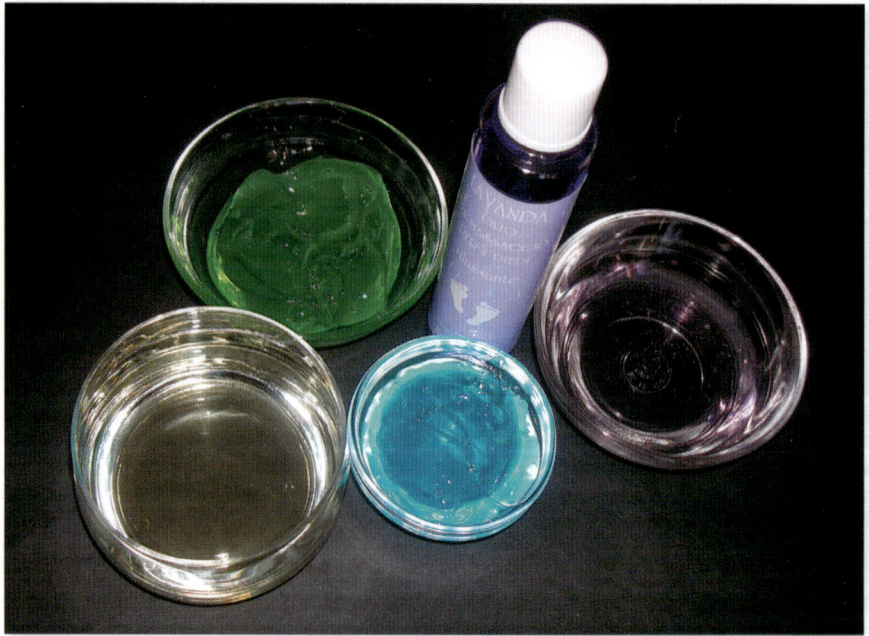

de l'ancienne Égypte, ainsi que des indications sur les parties du corps où ils étaient appliqués et les maladies qu'ils guérissaient. À Rome, les gladiateurs étaient massés avec de l'huile d'anis pour échauffer leurs muscles avant la lutte ; César se faisait masser tous les jours avec des huiles pour combattre ses névralgies. Les onguents parfumés sont depuis longtemps d'usage courant en Orient. Le médecin arabe Avicenne perfectionna la technique de la distillation afin d'obtenir des essences telles que l'essence de rose.

Le massage avec des huiles est de plus en plus fréquent aujourd'hui. Les huiles essentielles conviennent à tous les types de massage. Il est essentiel que les mouvements soient lents, constitués surtout d'effleurages, afin de bien les faire pénétrer dans la peau grâce, notamment, à la chaleur dégagée par les mains du masseur.

■ **Les huiles essentielles** ont sur l'épiderme une action purifiante, fongicide et cicatrisante, elles activent la vascularisation, échauffent et décontractent les muscles, agissent en profondeur dans les tissus, elles sont précieuses en cas de rhumatismes, de sciatiques, de périarthrite scapulo-humérale, et elles interviennent directement sur le système hormonal. Diffusées, les huiles essentielles contribuent à créer un environnement favorisant la réceptivité spirituelle et rendant le massage encore plus agréable. Le massage peut avoir un effet tonifiant ou relaxant en fonction de l'huile employée.

■ **Les parties** absorbant le mieux les huiles sont la paume des mains, la plante des pieds et la peau du visage.
En revanche, les jambes, le thorax et l'abdomen les assimilent lentement et nécessitent une plus grande quantité d'huile.

■ **Pour préparer chez soi** un baume de massage, il faut mélanger une huile essentielle à une huile végétale à hauteur de 2 % ; les huiles indiquées pour les problèmes physiques sont souvent plus concentrées, alors que celles qui atténuent les tensions nerveuses sont plus diluées.

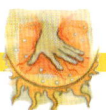

Les propriétés des huiles de massage

HUILE	PROPRIÉTÉS
Abricot	Hydratante, anti-inflammatoire, régénératrice, nutritive, précieuse contre la sécheresse et le vieillissement de la peau.
Aloe vera	L'huile parfaite. Hydratante, raffermissante, efficace en cas de vieillissement, sécheresse et maladies de la peau ; allergies cutanées, brûlures.
Amande douce	Nourrissante, salutaire pour les peaux gercées.
Arachide	Chauffante, détoxifiante, contre l'arthrite et les rhumatismes.
Arnica	Active la circulation sanguine ; contre les rhumatismes, les douleurs musculaires, les problèmes de circulation.
Avocat	Nourrissante, protectrice, régénératrice, cicatrisante, efficace en cas de prédisposition à l'eczéma.
Bourrache	Contre l'eczéma, les allergies, les rhumatismes, l'arthrite ; en massage sur le thorax contre l'asthme ; pour remédier aux déséquilibres hormonaux notamment dus à la ménopause.
Calendula	Anti-inflammatoire, régénérante ; s'utilise en après-soleil, pour soigner les rhumatismes, les crevasses, les maladies de peau, les problèmes de circulation, la cellulite ; contribue à la cicatrisation.
Chardon	En massage elle convient à tous les types de peau.
Coco	Nourrissante, protectrice, bonne pour les peaux sèches et fragiles.
Germe de blé	Régénérante, nourrissante, revitalisante ; contre le vieillissement et la sécheresse de la peau, le psoriasis, l'eczéma.

HUILE	PROPRIÉTÉS
Germe de maïs	Une huile neutre convenant à toutes les peaux.
Jojoba	Nourrissante, régénérante, efficace en cas de maladies de peau et de coups de soleil.
Millepertuis	Anti-inflammatoire, astringente et antalgique ; en cas de lombalgies, névralgies, troubles de la circulation, crampes, sciatiques, brûlures, érythèmes, couperose.
Noisette	Nourrissante, elle assouplit la peau ; astringente, elle combat la cellulite, la peau sèche, les vergetures dues à la grossesse.
Noix	Nourrissante, elle convient aux peaux sèches.
Olive	Chauffante, détoxifiante, cicatrisante, désinfectante, anti-inflammatoire ; en cas de rhumatismes, crampes, douleurs abdominales, crises d'acétone, callosités.
Onagre	Contre l'eczéma, les allergies, les rhumatismes, l'arthrite ; en massage sur le thorax contre l'asthme et les déséquilibres hormonaux dus à la ménopause.
Pépins de cassis	Anti-allergique, régénératrice, anti-inflammatoire, active le renouvellement cellulaire.
Pépins de raisin	Astringente ; contre les vergetures et la cellulite.
Rose musquée	Nutritive, anti-inflammatoire, hydratante, contribue au renouvellement des cellules, améliore l'élasticité de la peau ; en cas de brûlures, de coups de soleil, et de peau abîmée par la radiothérapie.
Sésame	Chauffante, détoxifiante, efficace en cas de rhumatismes, d'arthrite, de troubles de la circulation, de psoriasis, d'eczéma, de crampes.
Tournesol	Idéale pour masser des zones étendues.

Les principales techniques

Précautions

■ Il est déconseillé d'appliquer les huiles sur les muqueuses, car elles peuvent avoir un effet irritant.

■ Il faut doser correctement les huiles pour ne pas provoquer d'éruptions cutanées et d'ulcérations ; il faut aussi anticiper d'éventuelles réactions allergiques ; il suffit de mettre un peu d'huile sur le pli du coude et d'attendre quinze minutes, le temps nécessaire pour s'assurer que des rougeurs n'apparaissent pas.

■ Certaines huiles, comme le millepertuis, sont photosensibilisantes ; après un massage avec cette huile, il faut éviter de s'exposer au Soleil avant 3 ou 4 heures.

■ Les huiles essentielles vendues en pharmacie et en herboristerie doivent être naturelles et non diluées. Elles ne s'appliquent pas pures, mais sont mélangées à des huiles végétales non raffinées ; les mélanges sont conservés dans des flacons de verre sombre, hermétiquement fermés.

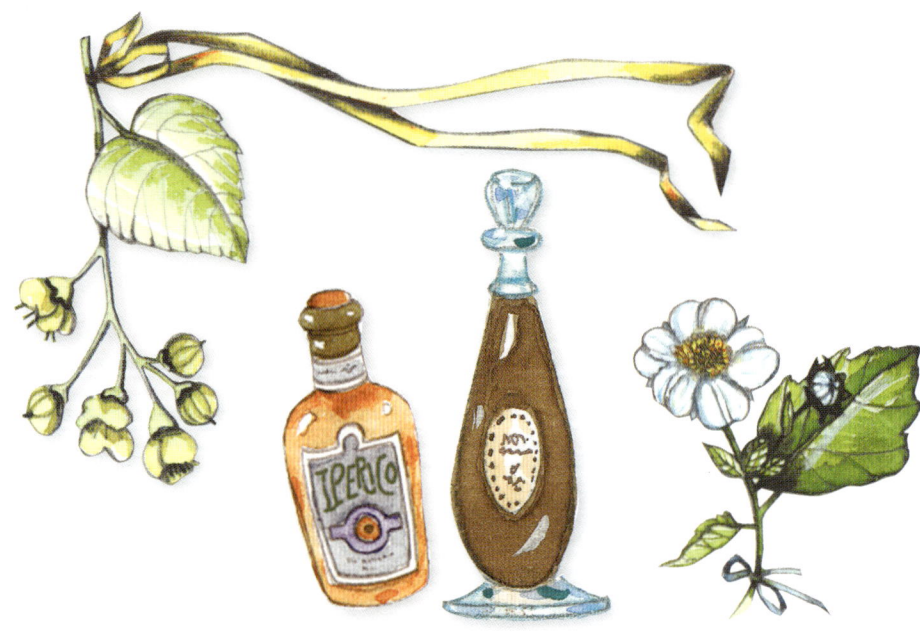

PROPRIÉTÉS THÉRAPEUTIQUES DES HUILES ESSENTIELLES

TYPE DE PROBLÈME	HUILES ESSENTIELLES
Accouchement (douleurs)	Sauge, rose, ylang-ylang.
Arthrite, rhumatismes	Eucalyptus, genévrier, citron, marjolaine, reine-des-prés, pamplemoussier, petit grain bigaradier, romarin.
Bronchites	Pin, laurier, cannelle, cèdre, cyprès, eucalyptus, hysope couchée, sauge, santal.
Cellulite	Fenouil, genévrier, romarin, sauge.
Céphalées	Basilic, lavande, marjolaine, mélisse, menthe, sauge.
Circulation	Benjoin, géranium, genévrier, poivre noir.
Constipation (grossesse)	Marjolaine, rose.
Crampes	Achillée millefeuille, basilic, lavande, romarin, citronnelle, marjolaine.
Cycles irréguliers	Camomille, mélisse, rose.
Dermatites	Géranium, genévrier, lavande.
Douleurs menstruelles	Sauge.
Douleurs musculaires	Genévrier, lavande, romarin.
Fatigue, épuisement	Basilic, bergamote, cannelle, lavande, menthe, pamplemousse, petit grain bigaradier, pin.
Herpès	Lavande, rose.
Hypertension	Lavande, ylang-ylang.
Insecticide	Eucalyptus, menthe, cèdre.
Peau	Orange, bergamote, camomille, jasmin, géranium, citron, myrrhe, pamplemousse, rose, verveine.
Poitrine	Géranium, ylang-ylang.
Sexuels	Bergamote, cannelle, cèdre, jasmin, rose, santal.
Tension nerveuse	Orange, bergamote, camomille, coriandre, fleur d'oranger, lavande, marjolaine, mandarine, pamplemoussier, rose, santal.
Tonus musculaire	Citronnelle, lavande, poivrier.
Vergetures	Citronnelle, fleur d'oranger, encens, lavande, romarin.
Vitalité (manque de)	Bergamote, géranium, citron.

Nous indiquons les huiles essentielles aptes à soigner les maux les plus courants. Les huiles essentielles conseillées sont vendues dans la plupart des commerces spécialisés et les pharmacies.

Les principales techniques

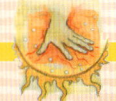

L'AUTOMASSAGE

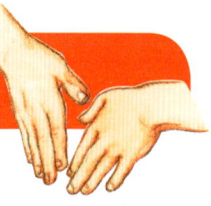

L'automassage est une méthode efficace pour apprendre à devenir un bon masseur, puisque l'on est simultanément celui qui masse et celui qui est massé. On peut expérimenter sur soi les différentes techniques de massage en variant les degrés d'intensité. C'est également un excellent moyen d'apprendre à connaître son propre corps et de se fier à ses compétences personnelles.

Ce type de massage présente cependant quelques inconvénients puisqu'il ne permet pas une détente complète, et que les mouvements ne sont pas tous réalisables, car ils demandent parfois un effort. Effort qui va à l'encontre du principe même du massage où le corps doit s'abandonner entièrement aux mains du masseur.

Une séance de base

Une séance d'automassage commence par les pieds et s'achève par la tête.

1. En position assise au sol, masser d'abord le pied, puis la cheville, le bas de la jambe, le genou et la cuisse.

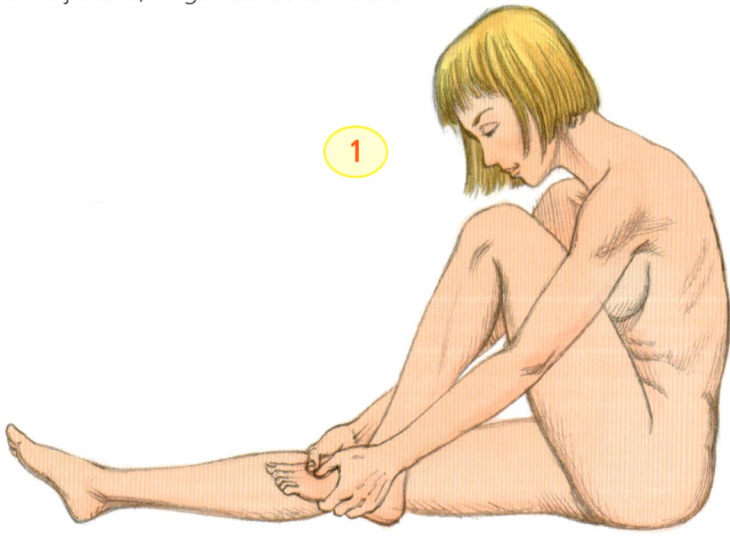

2. En position allongée, les genoux soulevés, masser la zone du bassin et des fesses. Se tourner sur le côté pour masser le coccyx, les fesses, les hanches et l'abdomen.

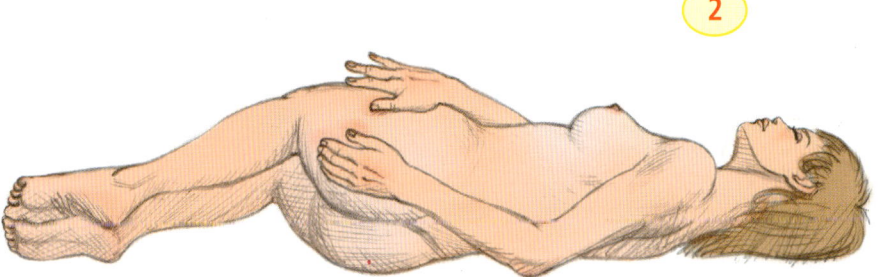

3. En position allongée, masser du plexus solaire à la clavicule en travaillant les espaces intercostaux.

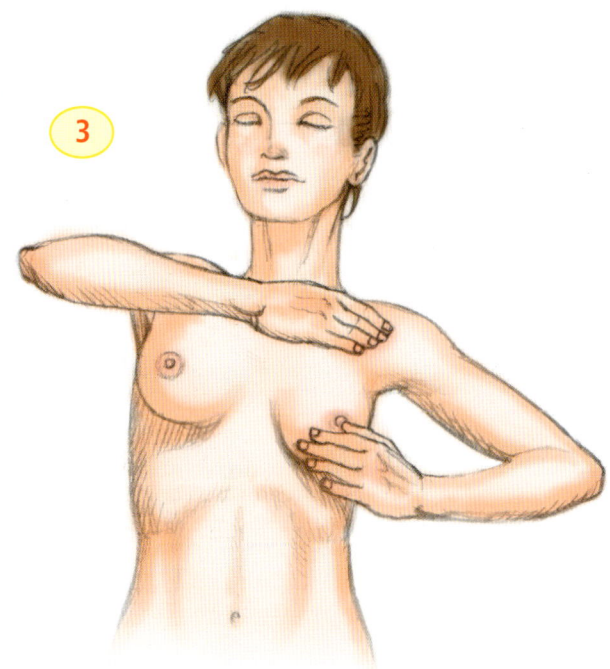

L'automassage

4. Toujours en position allongée, masser la main, l'avant-bras, le coude, de chaque bras en remontant jusqu'aux épaules.

5. Masser les épaules par une pression le long de la clavicule, puis le cou, les omoplates et le haut du dos, si vous le pouvez.

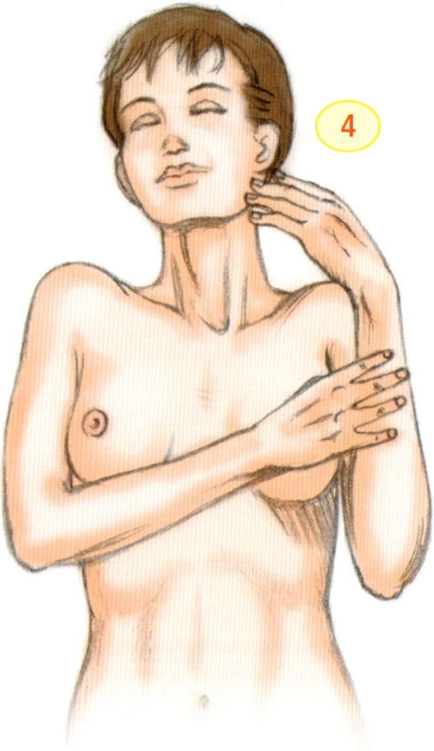

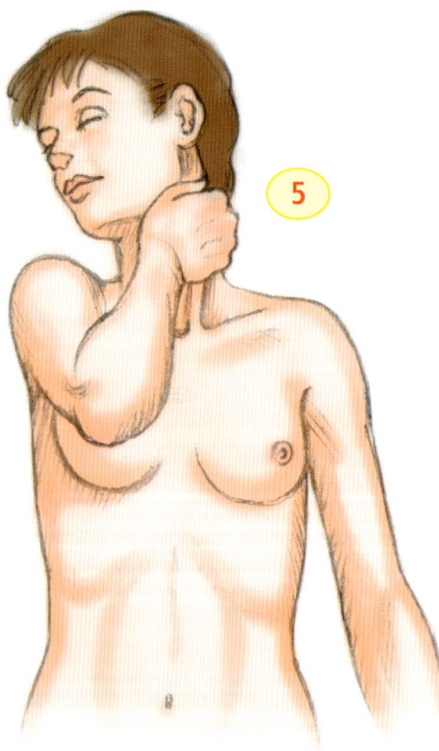

6. En position assise, masser l'arrière du bassin.

7. Le dos peut être massé en se frottant contre un mur en position debout.

8. En position allongée, masser le visage, du front au menton, puis les mâchoires, les oreilles et le cuir chevelu, avec des mouvements circulaires.

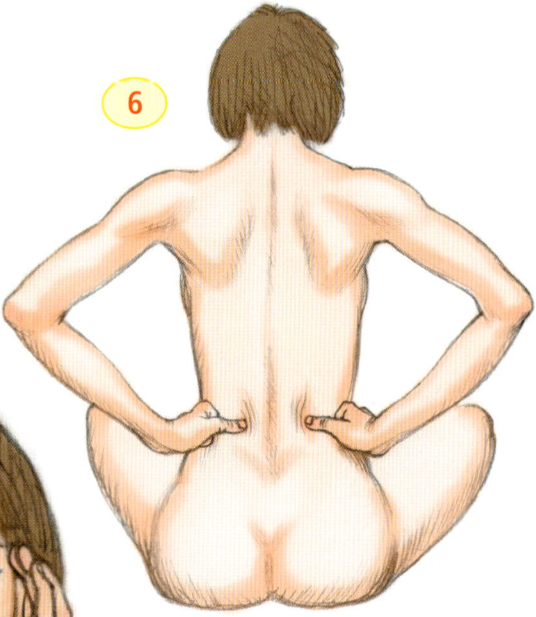

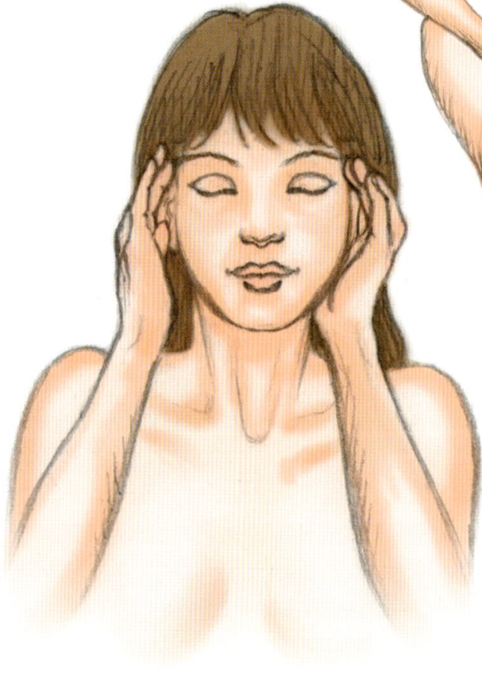

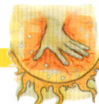

LA CHIROPRAXIE

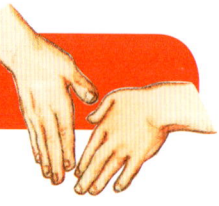

Cette technique, littéralement « thérapie par la manipulation », vit le jour en 1895 aux États-Unis, grâce au docteur Daniel David Palmer qui réussit à soigner la surdité d'un de ses patients en remettant en place une vertèbre cervicale asymétrique. Il comprit alors que de nombreux problèmes étaient directement liés à la colonne vertébrale et postula que les vertèbres déplacées, en comprimant les nerfs, pouvaient être à l'origine de problèmes liés au système neuromusculaire.

La chiropraxie est fondée sur la relation existant entre les os, les nerfs et les muscles. En manipulant, le chiropracteur remet l'os à sa place, ce qui restaure la transmission de l'impulsion nerveuse et atténue la douleur. Les interférences des impulsions nerveuses se trouvent généralement dans les ramifications issues de la moelle épinière et affaiblissent les organes. Quand elle fonctionne correctement, la moelle épinière reçoit des informations de chaque partie du corps, les transmet au cerveau qui les analyse et réagit par une réponse ; par exemple, il ordonne d'ôter la main posée sur quelque chose de brûlant. Une altération des vertèbres peut donc former une interférence dans cette communication neurale, entraînant une hypotonie musculaire, une atrophie et des spasmes, une inflammation et une lésion des tissus. Les causes du déplacement, ou subluxation, d'une vertèbre sont multiples : un accouchement difficile, un sport inadapté à l'âge, un accident, une chute, une mauvaise posture, un excès de travail, une mauvaise façon de soulever un poids, etc.

La chiropraxie aide le corps à éliminer l'origine des douleurs en exploitant le principe de l'auto-guérison, sans recourir aux médicaments. Par une manœuvre d'ajustement basée sur la rapidité plus que sur la force, le chiropracteur replace la vertèbre subluxée au bon endroit.

Une radiographie est recommandée avant toute intervention, car elle permet de voir le stade atteint par la lésion et, en fonction de la gravité, de calculer le nombre de séances nécessaires en vue d'obtenir la guérison.

Indications

La chiropraxie est efficace dans les cas suivants : douleurs de dos, vertèbres subluxées, lombalgies, déformation de la colonne vertébrale, douleurs articulaires, distorsions, hernie discale, arthrites et rhumatismes, gastrites, œsophagites, migraines, douleurs thoraciques, asthme.

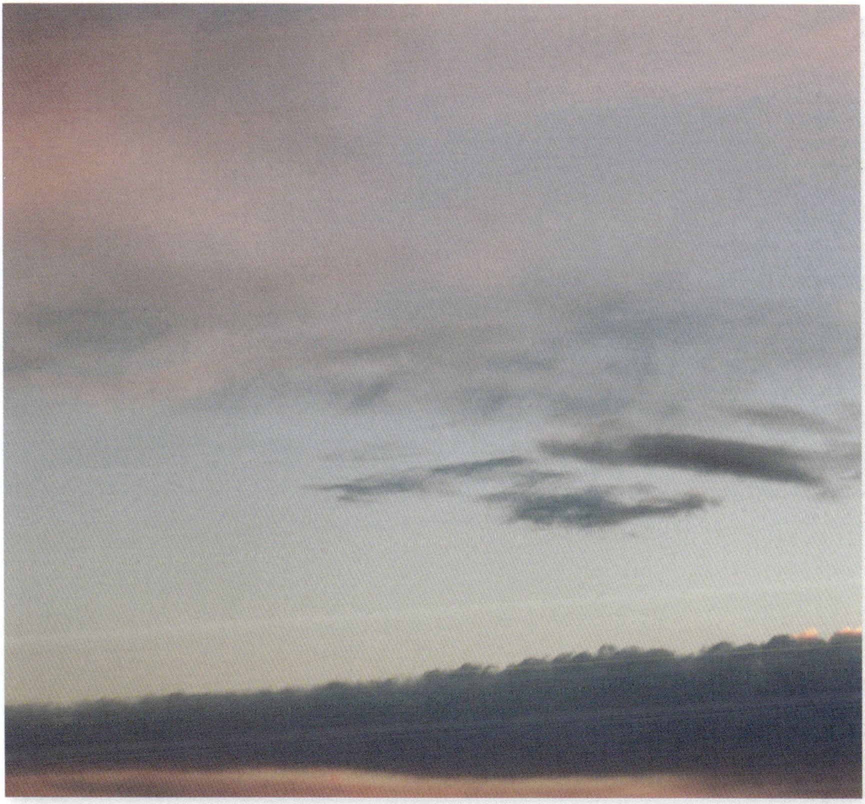

La chiropraxie

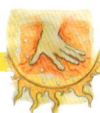

LA KINÉSIOLOGIE APPLIQUÉE

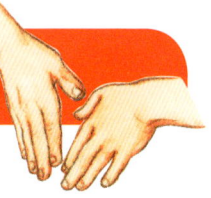

En 1964, George Goodheart, un chiropracteur américain, découvrit que certains muscles étaient renforcés ou affaiblis par la manipulation des vertèbres. Il s'aperçut aussi que les muscles concernés n'arrivaient pas à opposer de résistance à la force administrée. Fort de ses premières découvertes, Goodheart put établir l'existence d'un lien réflexe, tant entre les muscles et les organes qu'entre les muscles et les divers systèmes ou appareils. Il supposa alors que la faiblesse d'un muscle particulier pouvait être liée au dysfonctionnement de l'organe ou du système qui lui correspondait, et qu'une intervention sur le muscle pouvait en conséquence être bénéfique à l'organe.

Les méridiens, ou voies de l'énergie

Goodheart poursuivit ses recherches en compagnie de collègues, et put définir **cinq méridiens** efficaces dans le traitement de la force musculaire.

1. Les points neuro-lymphatiques : ils sont répartis à la surface du corps ; stimulés manuellement par des mouvements rotatoires, ils agissent favorablement sur le drainage lymphatique.

2. Les points neuro-vasculaires : sur le crâne ; activés par une légère pression, ils interviennent sur les muscles lisses des vaisseaux.

3. Les nerfs périphériques : selon la théorie de la chiropraxie, la manipulation manuelle agit sur les nerfs périphériques qui passent dans les vertèbres qui, si elles sont subluxées, altèrent les faisceaux nerveux.

4. Le liquide cérébrospinal : il réagit aussi à la manipulation ; en cas de vertèbres subluxées, la circulation du liquide peut être altérée, problème que le massage est capable de résoudre.

5. Les méridiens d'acupuncture : ils traversent les espaces entre les vertèbres. Ce sont des lignes, chacune liée à un organe, qui unissent des points privilégiés sur le plan énergétique. L'énergie circule le long de ces méridiens dont le flux, s'il est perturbé, peut être rétabli par une intervention manuelle ou par la pose d'aiguilles.

Les kinésiologues jugent primordial de veiller aussi à l'alimentation d'un patient souffrant de faiblesse musculaire, car chaque muscle peut être renforcé par une vitamine ou un minéral déterminé.

Le traitement

La santé d'un être humain dépend de l'équilibre de trois facteurs : le système moteur, le métabolisme, le psychisme. Ces facteurs ont une action combinée, et l'affaiblissement de l'un d'eux provoque un déséquilibre général.

■ La pratique du kinésiologue commence par un examen minutieux du langage corporel. Le challenge, ou défi, permet de stimuler le corps de manière négative pour en sonder la réactivité. Cela peut consister en un examen manuel des muscles, appelés indicateurs. Le challenge peut être mécanique (test musculaire), biochimique (administration de produits chimiques pour affaiblir le muscle) ou psychologique (avec des pensées positives ou négatives, pour comprendre comment le psychisme influence la santé du patient). Les autres moments capitaux du traitement sont l'analyse de la posture, pour diagnostiquer et corriger d'éventuels dysfonctionnements, et l'analyse du réseau des méridiens, pour obtenir de plus amples informations sur l'état de santé du corps.

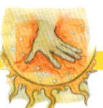

LA DIGITOPRESSION

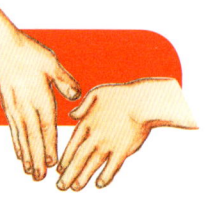

Cette méthode chinoise est très semblable à l'acupuncture, mais elle ne jouit pas encore en Occident de la même reconnaissance. Elle porte également le nom d'acupressure. Bien qu'ayant en commun les principes, les mécanismes et quasiment les mêmes points de pression, la digitopression n'utilise aucun autre instrument que les doigts ; elle a donc moins de puissance, mais tout un chacun peut la pratiquer. À l'origine de cette technique se trouve la même théorie qu'en médecine chinoise, la **théorie des méridiens**, des cinq éléments (le feu, la terre, le métal, l'eau et le bois), du tao, du yin et du yang. De nombreux ouvrages proposent des cartes précises des points d'acupuncture ; s'ils sont parfois un peu difficiles à repérer au début, la chose devient plus facile avec de la pratique.

■ Comme dans le cas des autres massages, l'état d'esprit, du praticien ou de la personne massée, a une importance capitale, et doit être marqué par une **détente complète**. Il faut en outre éviter de pratiquer la digitopression en cas de perturbations environnementales extrêmes comme les orages, les ouragans, les vents violents, etc.

■ Les **pressions** peuvent être légères ou fortes, se pratiquer avec la pulpe des doigts **(A)**, avec l'ongle **(B)**, avec deux doigts de chaque côté du point comme pour un pincement **(C)**, avec deux doigts se déplaçant du centre vers l'extérieur **(D)**. La personne qui masse doit avoir les ongles coupés. Chaque pression dure 3 minutes ; la fréquence

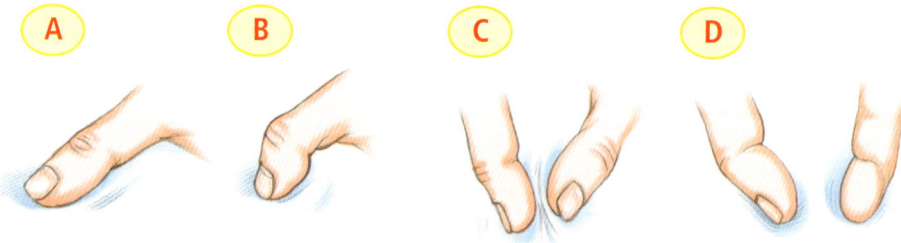

La digitopression

du traitement varie en fonction des maux à soigner : entre une et trois séances pour un problème léger, parfois quinze séances pour un problème grave.
Un traitement de maintien est également proposé dans le cas de certaines maladies chroniques.

■ Un praticien consacre la première partie de la **séance** au diagnostic, qui lui permet de cerner l'origine et la gravité du problème, le mode de vie et les habitudes du patient. En se référant aux correspondances des cinq éléments et en examinant la constitution de chaque individu, un praticien est en mesure de localiser les organes les plus vulnérables et les problèmes auxquels le patient est le plus souvent confronté. Le praticien prend également en compte le physique et la personnalité du patient, dont il étudie le langage corporel afin de recueillir des informations sur l'état énergétique des composantes de l'organisme. La palpation et l'auscultation complètent un examen qui s'achève par la pulsologie chinoise. À l'issue de cette partie de diagnostic - d'une durée d'environ 20 minutes - le praticien décide du traitement à suivre : acupuncture, digitopression, ou moxibustion consistant à chauffer, sans brûler, les points d'acupuncture avec l'extrémité d'un bâtonnet de feuilles roulées ou de poudre d'armoise.

Indications et contre-indications

■ La digitopression est utile pour restaurer l'équilibre du yin et du yang, soigner des maladies d'origine psychique ou nerveuse, comme les problèmes d'ordre sexuel, éliminer des douleurs aussi diverses que le mal de tête et la fatigue oculaire, les rhumes, les douleurs articulaires, les troubles digestifs légers, pour activer la circulation, renforcer ou décontracter les muscles et les articulations, soigner les enfants. Elle permet de combattre la fatigue et la torpeur après de longs voyages. Tous peuvent la pratiquer pour se relaxer, à titre préventif ou comme adjuvant d'une thérapie.

■ Elle est totalement déconseillée pendant la grossesse, en cas de maladies cardiaques ou vasculaires graves et à des patients souffrant de maladies de peau, d'inflammations et de plaies.

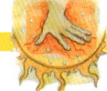

LE DO IN

C'est une méthode orientale d'automassage qui date du VIe siècle av. J.-C. À l'origine, elle combinait l'aspect médical – diagnostic, prévention et soin – et le caractère religieux de la purification du corps par l'élévation spirituelle. Au Ier siècle ap. J.-C., les principes du yoga et du bouddhisme furent diffusés en Chine, le Do In perdit son aspect thérapeutique pour ne garder que le caractère religieux. Il devint une méthode associant exercices et respiration, à laquelle on s'initiait après une période de jeûne et de méditation purificatrice. Au VIe siècle ap. J.-C., la médecine chinoise fut introduite au Japon. Ses bases furent compilées dans le Neijing, traité médical de physiologie, d'hygiène et de physiothérapie, mentionnant également le Do In.
À partir du XIIIe siècle, cette méthode se diffusa en Occident qui se focalisa sur le caractère thérapeutique. Elle parvint en Europe à la fin des années soixante-dix.

■ Le Do In est fondé sur la théorie des **méridiens transmetteurs d'énergie**, et ceux qui le pratiquent assurent mieux connaître leur corps, être en meilleure santé et réguler le flux énergétique de l'organisme. Sa pratique nécessite une certaine connaissance des mouvements énergétiques dans le corps. À titre d'exemple, l'on peut imaginer une personne debout, les bras tournés vers le ciel, dont la colonne vertébrale constitue le contact entre le ciel et la terre ; l'énergie qui arrive du ciel (yang) pénètre par les mains et les méridiens yang (externes), passe dans le dos, les jambes et les pieds. L'énergie yin est issue de la terre et traverse les méridiens yin (internes), circulant des pieds vers les jambes, les bras, les mains.

■ Le Do In se pratique **tous les jours**, de préférence le matin au réveil, pendant 45 minutes environ, jamais plus d'une heure, dans une pièce lumineuse, aérée et calme.

La séance débute par les membres supérieurs (d'abord la main gauche, puis la droite, le bras gauche puis le bras droit), l'on descend ensuite progressivement du sommet du crâne au visage, à la nuque, du cou aux épaules, au thorax, aux membres inférieurs (pieds, jambes, zone pelvienne, reins, dos, ventre).

■ Pour qu'un automassage soit pleinement réussi, il faut bien connaître les exercices, et savoir écouter son corps durant la pratique, et se concentrer sur chaque zone massée en essayant d'imaginer et de percevoir l'énergie qui circule. À la fin du massage, il est conseillé de faire une petite pause.

■ La **technique** du Do In est relativement simple, consistant à exercer des pressions sur des points du corps avec la pulpe des doigts, du pouce notamment, pendant environ 5 secondes, jusqu'à ce que l'on perçoive une sensation de gêne sur le point recherché, mais en aucun cas de douleur. La pression doit coïncider avec l'expiration, et le relâchement de la pression avec l'inspiration.

Une séance de base

Nous vous proposons ici un programme simple qui permet de s'initier à cette pratique ; il est cependant conseillé de s'adresser d'abord à un praticien spécialisé pour bien apprendre les exercices.

1. Masser chaque main trois fois par pression et friction en formant une sorte de cercle avec le pouce et l'index ; frictionner ensuite le poignet gauche en l'enserrant dans la main droite et remonter ainsi par la face externe du bras jusqu'à l'épaule, avant de redescendre par la face interne du bras.

2. Masser la tête avec les doigts ; étirer le front vers les tempes à l'aide des trois doigts (majeur, index, annulaire) des deux mains. Effectuer ensuite une légère pression de quinze secondes sur les yeux fermés ; frictionner le nez avec l'index (de la base aux narines) et se tapoter trois fois le visage par de petites claques légères.

3. Pincer la nuque et descendre sur la colonne vertébrale. Passer la main droite du côté gauche, emboîter le cou avec la main et abaisser le menton en tournant la tête dans le sens opposé. Terminer en faisant des cercles avec la tête.

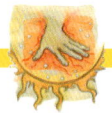

Le Do In

4. En augmentant progressivement l'intensité de la pression, masser l'épaule, le trapèze, les deltoïdes, la base du cou, et faire des cercles avec les épaules. À l'aide du poing à demi fermé, masser horizontalement la partie supérieure du thorax et les côtes.

5. Attraper la plante des pieds avec les pouces pour la diriger vers le haut ; placer les pouces sur le dos du pied, face plantaire vers le bas. Effleurer, puis frotter le pied avec toute la main.

6. Prendre la rotule dans la main pour la tourner dans tous les sens. Plier la jambe et presser pendant 3 à 4 secondes les pouces sur toute la ligne intérieure de la cheville au genou. Puis serrer l'arrière de la jambe, du mollet au genou.

7. Poings fermés, frictionner la zone lombaire dans les deux sens ; tapoter 20 secondes la zone des reins, en passant ensuite au bassin, au sacrum et aux hanches. Effectuer des pressions de 3 à 4 secondes avec les pouces tout le long du sacrum. En position allongée, genoux pliés et pieds posés au sol, masser le ventre du bout des doigts d'une main en dessinant des cercles du nombril à la vessie et vice-versa.

8. Tenir une barre entre les mains et s'étirer en contractant uniquement les mains. S'allonger et masser le dos sur un rouleau en bois ou en plastique.

9. En position allongée, genoux pliés, pieds posés au sol et mains croisées derrière la nuque. Soulever le bassin et frotter la colonne vertébrale contre le sol ; ensuite, soulever le dos et frictionner les cervicales. Terminer par une autre friction de la colonne en soulevant le bassin.

LE MASSAGE HYDRIQUE

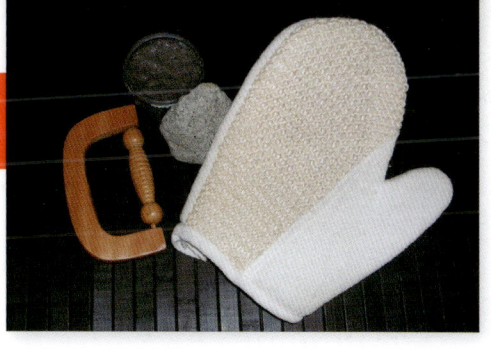

Eau et massage
Les bienfaits de l'eau sont accentués par un massage du corps avec un gant de crin ou d'autres accessoires.

Les bienfaits des traitements utilisant l'eau comme thérapie sont connus depuis des temps immémoriaux, on en veut pour preuve l'importance accordée par les Romains à la construction des thermes. Ce mouvement se développe de nos jours avec la multiplication des saunas et hammams où les massages sont pratiqués, sur demande. Ce type de massage, précieux en cas de problèmes digestifs, de rhumatismes, de nervosité, d'anxiété et d'impuissance, se pratique dans les stations balnéaires et thermales, mais l'on peut en faire chez soi avec une baignoire à système balnéo, ou une baignoire classique dans laquelle le tuyau de la douche est remplacé par un flexible de 5 millimètres de diamètre. Dans la baignoire, la température de l'eau ne doit pas excéder 36° C, celle de l'eau du jet variant de 24° C à 40° C. La pression sera légère s'il s'agit seulement de tonifier la peau, plus forte pour stimuler les muscles, activer la circulation, atténuer les spasmes, réduire les œdèmes, combattre la cellulite. Aucun traitement à base d'eau ne doit être pratiqué au cours de la digestion.

■ De nombreux accessoires se trouvent dans le commerce, tels que gants de crin et brosses pour la douche, destinés à un massage tonifiant et embellissant de la peau ou conçus pour traiter des points particuliers comme la poitrine.

■ De nombreuses thérapies exploitent les bienfaits de l'eau : le sauna (déconseillé si l'on souffre d'hypertension ou d'hypotension, de varices, d'inflammations cutanées, de problèmes de circulation, etc.) ; le hammam, consistant en un bain de vapeur parfois additionné d'huiles essentielles, suivi d'une douche froide, et d'une douche écossaise de 3 minutes, alternance de jets d'eau froide et d'eau chaude (cette pratique est déconseillée aux personnes ayant des problèmes cardiaques).

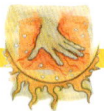

LE DRAINAGE LYMPHATIQUE

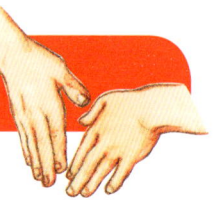

Cette technique est désormais très répandue, tant dans le domaine médical que dans celui des soins esthétiques. Elle fut mise au point dans les années trente par un médecin danois, Emil Vodder, qui avait noté que les patients souffrant d'infections chroniques des voies respiratoires présentaient de gros nodules lymphatiques sur le cou ; il les massa et obtint des résultats stupéfiants. Vodder comprit que la lymphe qui stagnait, si les ganglions lymphatiques étaient dans l'incapacité de l'évacuer, était à l'origine de nombreux problèmes. Ce massage, destiné à réactiver la circulation de la lymphe pour éviter l'accumulation d'impuretés, se pratique sur les nodules lymphatiques avec un mouvement en spirale ; son exercice est plus délicat que d'autres méthodes ne drainant pas la lymphe, les vaisseaux lymphatiques étant plus fins que les vaisseaux sanguins.

■ Ce massage permet de résoudre des problèmes d'**œdèmes** ou de **tuméfaction** (sauf quand ils sont dus à une insuffisance cardiaque ou rénale). Cette accumulation de liquides dans les tissus n'est pas seulement un problème esthétique, elle bloque les échanges naturels entre le sang et les cellules tissulaires dont elle entraîne une perte de vitalité. Le drainage lymphatique est également efficace en cas de **stress**, car son action relaxante concerne plus le système nerveux parasympathique, celui qui nous permet de récupérer des forces, que le système sympathique, celui qui nous tient en alerte. Pour cette raison, le rythme du massage doit être lent et uniforme. Ce type de massage a également une fonction **antalgique** importante qui, bien que limitée, est précieuse pour soigner les hématomes et les œdèmes.

Indications

Même si la science ne l'a pas encore démontré, l'expérience a prouvé que le drainage lymphatique renforce le système immunitaire, est utile en cas de crampes, constipation, arthrose, tendinites, périarthrite, migraines, céphalées, paralysie faciale, glaucome, sclérose multiple, inflammations chroniques des voies respiratoires, vergetures dues à la grossesse. Pour ce qui est des problèmes esthétiques, cette méthode peut soigner l'acné, les maladies de peau d'origine allergique, les brûlures, les cicatrices, la calvitie et la cellulite.

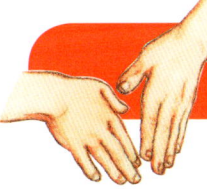

LE MASSAGE AYURVÉDIQUE

L'âme expérimente la joie, la douleur et la sérénité grâce à l'union avec l'esprit, les perceptions des sens et les actions du corps.
Maxime indienne

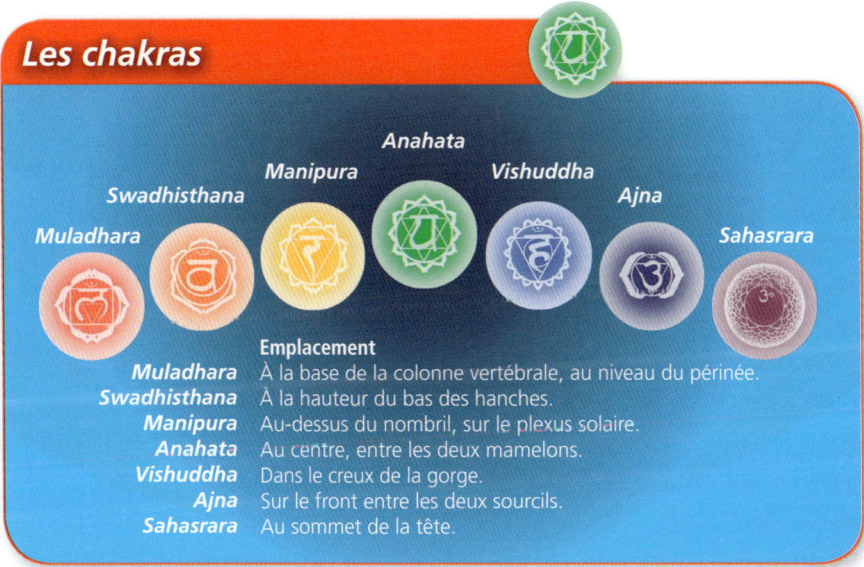

Les chakras

Emplacement
- **Muladhara** : À la base de la colonne vertébrale, au niveau du périnée.
- **Swadhisthana** : À la hauteur du bas des hanches.
- **Manipura** : Au-dessus du nombril, sur le plexus solaire.
- **Anahata** : Au centre, entre les deux mamelons.
- **Vishuddha** : Dans le creux de la gorge.
- **Ajna** : Sur le front entre les deux sourcils.
- **Sahasrara** : Au sommet de la tête.

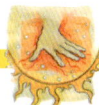

Le massage ayurvédique

L'Ayurveda, ou science de la vie, pratiquée depuis l'Antiquité en Inde et dans les pays limitrophes, repose sur une conception holistique de l'homme considérant que le corps est indissociable de l'esprit. Une bonne hygiène, une alimentation saine et un esprit serein sont les conditions essentielles de la prévention des maladies. Une personne est considérée comme « saine » non seulement quand elle ne souffre d'aucun mal, mais également quand elle réussit à préserver l'équilibre entre l'esprit, l'âme et le corps. Ce véritable mode de vie, dont les règles sont définies par les anciens textes fondateurs de la médecine ayurvédique – *Sushruta Samhita* et *Charaka Samhita* – est observé à la fois parce qu'il soigne et permet de rester en bonne santé, mais aussi parce qu'il aide le corps à dominer les transformations naturelles que sont le vieillissement, le quotidien et les changements de saison. Le massage est l'une des disciplines fondamentales de l'Ayurveda. Il se pratique chaque jour avant le bain afin de rétablir l'équilibre de l'organisme, préserver la santé du corps et de l'esprit, et les zones vitales du corps appelées marma.

■ Le massage se pratique sur une table spéciale, en bois, aux bords relevés de 30 centimètres et divisée en deux espaces, un pour le corps et l'autre pour la tête. L'appui-tête, également en deux parties, est complété de planches en bois : l'une de 40 centimètres, verticale, avec un orifice au milieu, et l'autre de 35 centimètres, comprend également une cavité permettant à l'huile de s'écouler. Lors du massage du cou et de la tête, le patient s'assied sur une chaise. Pour favoriser la relaxation du patient, l'on peut utiliser de l'encens, des huiles essentielles, des musiques apaisantes et des mantras indiens.

■ Il faut impérativement que le masseur connaisse, avant chaque séance, la condition physique du patient ; ce dernier doit donc l'informer s'il souffre de troubles chroniques par exemple, ou s'il vient de subir une intervention chirurgicale. En règle générale, toute information concernant l'état de santé du patient peut aider le thérapeute à personnaliser le traitement. Il doit parfaitement connaître l'emplacement des marma, les points d'anatomie que constituent les croisements des muscles, des vaisseaux sanguins, des os, des ligaments et des articulations, sur lesquels sont exercées les pressions.

■ Les thérapies de massage ayurvédique se divisent en deux groupes :
- **Apatarpana**, thérapie par le drainage ;
- **Santarpana**, thérapie par la diététique.

■ Il existe deux méthodes de massage :
- **Pindas Veda** : principalement utilisée pour prévenir le vieillissement. Avant le massage, le corps est enduit d'un mélange de lait, de riz et d'une plante, le *bala* puis tamponné avec des pochons.
- **Abyangha** : idéal pour remédier aux maladies du cœur, arthrites, sciatiques, diabète, asthme. Le massage se pratique avec une huile de soin préparée à partir d'huile d'olive (de coco ou de sésame) dans laquelle l'on ajoute une décoction de plantes médicinales.

■ Le massage peut être **chaud** : l'huile est tiédie, l'on débute par les pieds en remontant vers la tête, et les pressions sont toujours dirigées vers le cœur. Le massage peut être **froid**, quand la pression est exercée du cœur vers la périphérie du corps, et que l'on débute par la tête en descendant vers les pieds. Les mouvements employés sont : pétrissage, frictions, percussions, vibrations, effleurements, pincements et pressions. Les huiles le plus souvent utilisées sont : l'huile de sésame noir en été, l'huile de coco au printemps, et les huiles de sésame ou d'olive en hiver.

Le massage ayurvédique se pratique sur tout le corps, les méthodes et les modalités différant selon que le patient est un homme ou une femme. Le masseur, disposant d'huiles riches en principes actifs, travaille chaque centimètre de peau, y compris le cuir chevelu, et manipule délicatement les quatre articulations ; il exerce des pressions sur des points du corps correspondant en grande partie à ceux de l'acupuncture. On retiendra parmi les points les plus importants à traiter les chakras (voir page 63), centres d'énergie physique et métaphysique situés le long de la colonne vertébrale ; ils sont indiqués dans les textes sacrés hindous, et le massage s'effectue en mouvements circulaires du pouce, après

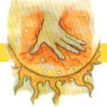

avoir enduit le corps d'huile. Le massage des chakras élimine les blocages existants et rétablit l'équilibre du corps, libérant le flux de l'énergie kundalini (l'équivalent du Qi). Une séance dure en moyenne entre 30 et 45 minutes.

Les techniques ayurvédiques particulières

■ Certains masseurs professionnels effectuent des massages spéciaux **uniquement avec les pieds**, traitant également le visage.

■ Il existe quelques techniques particulières, utiles pour des **parties spécifiques du corps** comme la plante des pieds, à faire avant de dormir, contre la fatigue, la sécheresse cutanée, la sciatique, les crampes. La tête est une zone primordiale à soigner pour combattre la migraine, fortifier les cheveux, en retarder la chute, et favoriser un sommeil de qualité. Il existe un type de massage qui se pratique après que l'on a fait couler de l'huile dans les oreilles.

■ La médecine ayurvédique prévoit aussi un massage à base d'**urine**, en raison de ses nombreuses vertus thérapeutiques, dont une étonnante action antiseptique, ce qui permet de l'appliquer sur des plaies et des coupures ouvertes. Avant l'emploi, l'urine de certains animaux, ou celle du patient, (environ 250 grammes) est portée à ébullition et réduite à environ un quart de son volume initial. Il faut la laisser refroidir avant emploi. On peut aussi utiliser une urine sans la faire bouillir, à condition qu'elle soit vieille d'au moins 36 heures. Après le massage, il faut éviter de se laver au cours des deux heures qui suivent.

Indications et contre-indications

■ Le massage ayurvédique améliore la circulation sanguine et lymphatique, a une action bénéfique sur la colonne vertébrale, tonifiante sur les muscles, positive sur le psychisme de la personne ; il rééquilibre les taux d'hormones, facilite l'élimination des toxines, agit efficacement sur tous les troubles liés aux tensions, à l'anxiété et à la nervosité, sur l'insomnie, les maux de tête, la fatigue et la digestion, en cas de luxations, de déchirements musculaires, d'œdèmes des membres et de crampes. Il a également des effets salutaires sur les femmes enceintes dont il soulage le mal de dos et améliore la circulation veineuse.

LE MASSAGE RÉFLEXE DU TISSU CONJONCTIF

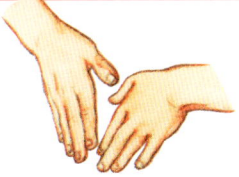

■ Il est contre-indiqué en présence d'inflammations ou de douleurs aiguës, en cas d'hypertension ou de problèmes cardiaques, de phlébites ou de problèmes circulatoires graves, de plaies ouvertes, de mycoses ou autres maladies infectieuses de la peau.
Cette méthode de massage privilégiant les connexions du système nerveux fut mise au point en 1929 par la thérapeute Elizabeth Dicke, à qui l'on avait diagnostiqué de graves problèmes de circulation à la jambe droite, provoquant de fortes douleurs lombaires et ne pouvant se résoudre - aux dires des médecins - que par une amputation.
Alitée, Dicke commença à masser ses lombaires et s'aperçut qu'une zone présentait un épaississement de la peau au-dessus du sacrum. En frictionnant constamment cette zone avec les doigts, elle réussit à atténuer la douleur et sentit que sa jambe commençait à donner des signes de vie, s'accompagnant d'une augmentation de la température et de fourmillements. Elle se mit alors à effectuer ce même massage sur l'ensemble de la jambe et résolut tous ses problèmes en un an.
En étudiant son propre cas, Dicke élabora la théorie du massage réflexe du tissu conjonctif ; il s'agit d'examiner les altérations présentes sur la peau du dos pour comprendre, et résoudre certaines pathologies profondes des organes liés par réflexe à la peau.
■ Un masseur utilisant cette méthode doit avoir une bonne connaissance des relations existant entre les zones cutanées, l'innervation somatique et les maladies touchant les organes internes.
La palpation du dos du patient est primordiale, car elle permet de discerner les altérations du tissu cutané comme les tuméfactions aiguës et chroniques, l'atrophie. En se fondant sur l'étude de ces modifications, des chercheurs ont rédigé un classement topographique des zones du corps :

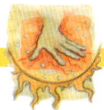

Le massage réflexe du tissu conjonctif

- **Les points de Head,** correspondant à la douleur produite par les organes internes. S'ils sont stimulés, ils provoquent une douleur.
- **Les zones de Mc Kenzie,** se présentant sous forme d'une contracture musculaire à laquelle correspond une maladie inflammatoire. Elles sont très douloureuses à la pression.
- **Les zones conjonctives de Dicke,** ne provoquant aucune sensation lorsqu'elles ne sont pas stimulées.

■ La méthode de massage consiste en pressions et étirements de la peau avec la pulpe du majeur et de l'annulaire, exercés d'abord avec légèreté puis en augmentant progressivement d'intensité. Chaque séance débute et s'achève sur le sacrum et prévoit des mouvements standardisés divisés en petite et grande construction. Le massage réflexe du tissu conjonctif entraîne une relaxation complète, et ne peut donc être pratiqué que si le patient a la possibilité de se reposer après le massage.

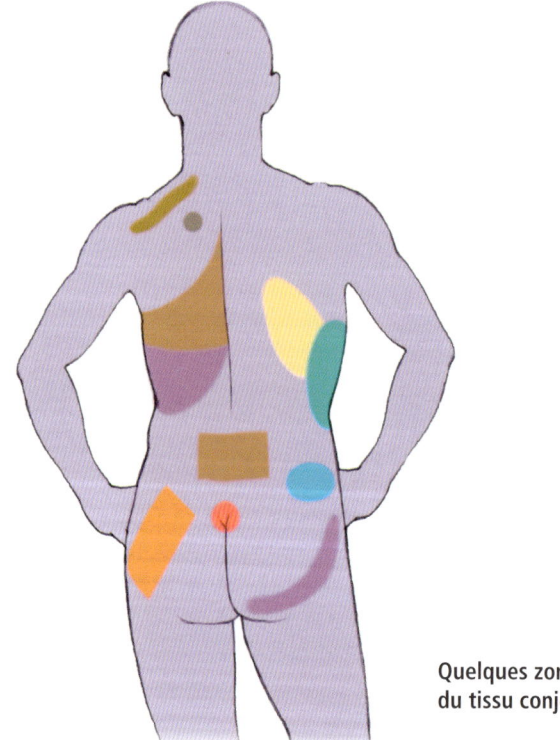

Quelques zones
du tissu conjonctif

MASSER LES ENFANTS

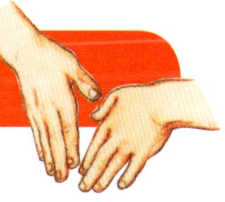

Cette pratique, considérée depuis longtemps comme très importante en Orient, commence à se diffuser en Occident. Certains avancent que le massage peut se pratiquer dès la première semaine de vie du bébé ; d'autres conseillent en revanche d'attendre qu'il soit âgé d'au moins un mois et que le cordon ombilical soit complètement détaché. Le massage permet au bébé de s'adapter à la vie extra-utérine et favorise le contact physique avec les parents.

■ La méthode consiste à allonger le bébé sur une couverture ou un lit, dans une pièce chauffée aux lumières tamisées ; le bébé est nu et ne doit en aucun cas avoir froid. On peut pratiquer le massage assis au sol et les jambes allongées : l'enfant repose sur les jambes, sur le dos, les pieds tournés vers le ventre du masseur.
Le massage débute par le bas du corps, car il est important d'observer le visage du bébé afin de savoir si la pression exercée n'est pas trop forte. Avant de commencer, les mains sont chauffées et frottées avec un peu d'huile tiède ou de talc. Les premiers effleurements sont très légers et s'intensifient à mesure que l'enfant s'habitue au contact. Le dos et l'abdomen sont des parties délicates. Le massage doit être bref, pratiqué tous les jours si possible, à un moment où l'enfant est calme, qu'il n'a ni faim, ni soif, en aucun cas juste après un repas. Le massage peut être complété par un petit bain chaud, l'eau augmentant l'effet relaxant. Le massage permet d'apaiser le bébé, favorise un sommeil réparateur et atténue les coliques ; les enfants prématurés grandissent plus vite quand ils sont massés.

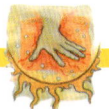

Masser les enfants

Une tradition indienne

En Inde, où il se pratique couramment, on estime que ce type de massage contribue à une croissance saine de l'enfant. Les mères utilisent de l'huile de moutarde en hiver et de l'huile de coco en été. Elles pratiquent généralement le massage le matin et le soir, assises sur le sol, l'enfant étant placé sur leurs jambes recouvertes d'une serviette.

Comment masser un enfant

ZONE	VERTUS DU MASSAGE
Visage	Relaxant.
Avant-bras	Calmant, contre les otites, stimule l'activité cérébrale.
Mains	Tonifie l'ensemble du corps.
Poitrine et abdomen	Calmant, fortifie l'appareil digestif, régule le cœur et les reins.
Sternum	Calmant, active le fonctionnement du cœur et des poumons.
Diaphragme	Régule l'appareil digestif, contribue au fonctionnement du foie et de la rate.
Nombril	Atténue la constipation et la diarrhée, fortifie l'intestin, la vessie, le pancréas et l'estomac.
Micropression addominale	Atténue les coliques et la constipation ; stimule le foie, le côlon et la rate. diaphragme ; relaxant.
Cervicales	Décontracte le cou et les épaules.
Épaules	Décontracte les épaules, bon pour les poumons.
Omoplates	Fortifie le dos et la colonne vertébrale, le cœur, les poumons, le foie, la rate, les reins, et l'appareil digestif.
Lombaires	Renforce la zone lombaire.
Flancs	Remédie à la constipation ; calmant.
Jambes	Relaxant, affermit les jambes et stimule le côlon et la vessie.
Cuisses	Accroît la vitalité, décontracte les hanches, les cuisses et la zone génitale.
Tibias	Régule l'intestin et l'appareil digestif.
Pieds	Tonifie l'ensemble du corps.

MASSER LES SPORTIFS

Ce type de massage destiné aux athlètes permet de garder la santé, d'éliminer la fatigue et d'intervenir sur des traumatismes des muscles et des ligaments. Il peut être pratiqué avant une compétition à titre de préparation, pendant la compétition lors des pauses, et après la compétition. Associé au stretching, il combat la fatigue due à la production d'acide lactique, dénoue les crampes et les tensions musculaires, résout les problèmes de fibrose et de déchirure musculaire.

■ Le massage se pratique toujours de l'extérieur vers le centre. On emploie des crèmes qui chauffent les muscles pour les massages précédant une compétition, mais des crèmes et des huiles défatigantes, parfois anti-inflammatoires, pour les massages post-compétition. Certaines zones ne doivent pas être massées, dont le tibia, la rotule, le pubis, la zone hépatique, le sternum, les mamelons, la clavicule, la colonne vertébrale, les omoplates, le dos du pied, le tendon d'Achille, l'intérieur de la cuisse, la zone abdominale, le milieu du bras, la zone cervicale.

Les techniques du massage des sportifs

Manœuvre	Technique
Tapotement	Les mains sont en coupe, la paume tournée vers le bas.
Friction rythmique	L'index et le majeur d'une main glissent en ligne droite sur la peau qu'ils soulèvent par endroits.
Friction statique	Les mains sont placées sur la peau et les avant-bras et effectuent un mouvement rotatoire.
Pétrissage	Les deux mains exercent des pressions sur les parties charnues.
Pression profonde	Le point douloureux est vigoureusement frictionné avec les doigts.
Palper rouler	Les deux mains encerclent les muscles de la jambe ou du bras et effectuent une manœuvre de rotation.
Massage transverse	Le muscle est pris entre le pouce et les quatre doigts qui effectuent des frictions transversales et non dans le sens des fibres.
Effleurage superficiel	Les mains glissent délicatement sur la peau.
Effleurage profond	Les mains glissent sur la peau en accentuant la pression.
Percussions	Martèlement effectué avec le bord extérieur de la face palmaire ou avec le poing fermé.
Pincement	Avec le pouce et l'index.

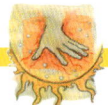

LE MASSAGE THÉRAPEUTIQUE

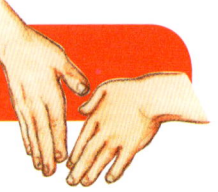

C'est un massage aux origines antiques : les premières attestations parviennent de la Grèce classique. Hippocrate le pratiquait pour lutter contre le vieillissement ainsi que de nombreux autres maux. Il s'est rapidement diffusé dans les environnements militaire et sportif.
À l'heure actuelle, lorsque l'on parle de massage thérapeutique, on se réfère essentiellement à :
- la méthode suédoise et ses déclinaisons européennes ;
- au quiromassage, méthode élaborée par le naturopathe espagnol Vicente Lino Ferrándiz.

■ Dans le cadre d'un massage thérapeutique, les deux mains sont utilisées simultanément ou en alternance. Les manœuvres sont dirigées vers le cœur (mouvement centripète), et doivent être effectuées délicatement, par une pression légère (dans le cas des enfants et des personnes âgées), une pression moyenne ou profonde (dans le cas de sportifs par exemple). On respecte généralement l'ordre suivant : tête, visage, thorax, bras, mains, ventre, jambes, pieds, dos. Un massage complet dure environ 45 minutes, et un massage localisé une vingtaine de minutes. Le massage est parfois complété par une séance d'**hydrothérapie**, une douche écossaise de 3 minutes avec un jet à distance de 3 mètres, ou par des **compresses**. Dans ce cas, la zone concernée est couverte pendant 5 minutes d'un tissu sec en laine, sur lequel on superpose un tissu imprégné d'une macération chaude de plantes médicinales, le tout recouvert d'un autre tissu sec.
Le traitement débute par des mouvements relaxants d'effleurage, ou par une friction longitudinale ou circulaire pour échauffer le corps. Ils sont suivis du pétrissage qui tonifie les muscles, et de pressions effectuées juste avant la fin du massage.

Un soin pour les personnes âgées

Le massage thérapeutique est parfaitement adapté aux personnes âgées ; il combat l'ostéoporose, la perte de tonus musculaire, l'arthrose, les troubles de la circulation et les problèmes dus à une immobilisation prolongée, et contribue à l'amélioration de la souplesse. En cas d'arthrose, on intervient avec des manœuvres d'effleurage ; en cas d'atrophie musculaire par pétrissage, et d'ostéoporose par un massage très léger. La peau tendant à se dessécher avec l'âge, il faut utiliser une huile et alléger les pressions. Une personne âgée peut juger inconfortable de s'allonger sur le sol. Si l'on ne dispose pas de table de massage, elle peut s'asseoir sur une chaise ; si l'on doit lui masser le dos, le patient se mettra à califourchon, le regard tourné vers le dossier et le buste soutenu par un coussin. Il faut éviter de lui demander de se déshabiller, et l'on prendra soin d'avoir une couverture à portée de main pour couvrir les parties qui ne sont pas massées.

Indications et contre-indications

■ Ce type de massage active la circulation sanguine et lymphatique, agit efficacement sur les parésies ou les muscles atrophiés, réchauffe la peau, agit en mode réflexe sur les organes internes, tonifie et renforce les muscles, diminue les dépôts de graisse. Il est également utile pour la récupération après l'effort, en cas d'ostéoporose, active le métabolisme, contribue à l'élimination des toxines. Il est particulièrement indiqué dans les cas suivants : déchirures, muscles atrophiés, distorsions, problèmes circulatoires et lymphatiques, hématomes, artériosclérose, arthrose, varices, troubles neurovégétatifs, scolioses, lombalgies, constipation, cellulite. Il est vivement recommandé de consulter un médecin.
■ Le massage sportif est déconseillé en cas de maladies de la peau, inflammations, fièvre, infections, tumeurs, hémorragies, fractures, phlébites, lésions cérébrales, maladie de Parkinson, calculs, ulcère, rhumatismes, cardiopathies, grossesse et dans les jours suivant un accouchement.

LE MASSAGE THAÏLANDAIS

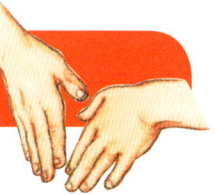

Ce massage a l'avantage d'être simple, donc accessible à tous avec un minimum de pratique. Il serait né il y a 2 500 ans. Les légendes locales affirment qu'il fut inventé par l'Indien Jivaka Kumar Bhaccha, ami de Bouddha et compagnon de ses pérégrinations. C'est en le suivant ainsi qu'il découvrit les traditions médicinales des populations visitées, et qu'il put approfondir sa connaissance de la médecine ayurvédique avant d'élaborer sa propre méthode. Le massage thaïlandais, étroitement lié au bouddhisme, tomba en désuétude en Inde, probablement en raison de la prédominance de l'hindouisme et de l'islam sur la religion bouddhiste, mais il est resté en usage dans les temples bouddhistes de Thaïlande. D'aucuns pensent que ce massage serait issu de la médecine chinoise dont il a en commun les grands principes. Le massage est pratiqué en Thaïlande comme dans aucun autre pays, et les techniques y sont transmises de génération en génération.

■ Le massage thaï est fondé sur la théorie des **méridiens**, les canaux par lesquels l'énergie circule dans le corps et profite aux organes. Le mauvais fonctionnement d'un méridien provoque un blocage énergétique qui affaiblit l'organisme. Le massage thaï vient réactiver le flux énergétique interrompu ou bloqué et aide le patient à recouvrer la santé, grâce aux facultés d'auto-guérison de l'organisme. Compressions et digitopressions contribuent à la réactivation de la circulation sanguine et lymphatique, à la lubrification des articulations, agissent sur le drainage des liquides, décrispent les muscles, équilibrent le système nerveux, retardent la perte d'agilité, atténuent névralgies, insomnie, lordoses, scolioses, cellulites et douleurs musculaires. Certains exercices d'élongation propre au massage thaï rappellent les postures de yoga dont l'objectif est d'avoir un bon maintien et un bon équilibre. Le masseur devant aussi adopter des postures de yoga durant la séance, ce massage est bon à la fois pour celui qui en bénéficie et pour le masseur. En outre, le massage thaï peut se pratiquer à titre préventif.

■ Bien qu'une seule séance suffise pour apporter un soulagement, il est préférable de se faire masser deux fois par semaine jusqu'à

complète amélioration des symptômes.
Comme les autres massages, le massage thaï débute par des manœuvres légères qui augmentent progressivement d'intensité, mais sans qu'à aucun moment le patient ne ressente une douleur. En Thaïlande, il se pratique sur un petit matelas de laine ou de coton tassé, que l'on pose sur un sommier en bois appelé tatami ; le corps est allongé sur une surface douce, mais ferme. Le patient est généralement couvert, aussi bien parce que la tradition le veut ainsi que pour garder les muscles au chaud.

■ Le massage n'est efficace que si le thérapeute a une approche positive et adopte une bonne position, détendue et naturelle, qui lui permet de n'effectuer que très peu d'effort musculaire. On intervient une seule fois sur les méridiens par des **manœuvres de compression et de digitopression** exercées sur les lignes énergétiques, en avant et en arrière ; les compressions sont pratiquées après les digitopressions sur de grandes surfaces, lentement lors de l'expiration, en un mouvement rythmique avant-arrière qui se déplace le long de la ligne. Elles peuvent être exercées d'une main ou des deux mains superposées, avec les mains croisées et écartées en ailes de papillon, et avec l'avant-bras. En revanche, les digitopressions agissent en profondeur sur les méridiens et requièrent une grande précision : c'est la pulpe des doigts qui est utilisée, non l'extrémité des pouces ou les deux pouces superposés. Les étirements des muscles s'effectuent grâce à des manœuvres de prise du poignet (on attrape le poignet du patient qui prend le poignet du masseur), ou de la cheville (on saisit à une ou deux mains la cheville du patient). Le massage thaïlandais ressemble vaguement à un ballet car les mouvements sont extrêmement chorégraphiques. Quelques manuels illustrés de photos sont vendus dans le commerce pour expliquer le déroulement d'une séance de massage thaï, mais, dans la mesure du possible, il est conseillé de suivre un cours, même de courte durée, et de se faire d'abord masser pour en ressentir pleinement les bénéfices et en comprendre la fonctionnalité.

Contre-indications
Le massage thaïlandais est déconseillé en cas de grossesse, hypertension, troubles cardiaques, fractures, hernies, inflammations graves et plaies.

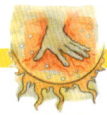

LE MICRO MASSAGE ORIENTAL

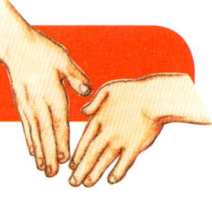

Ce type de massage consiste à stimuler des points cutanés précis liés en mode réflexe aux organes internes. C'est un adjuvant précieux pour combattre les rides (le dessin ci-contre illustre les points sur lesquels agir), et pour rééquilibrer l'organisme.

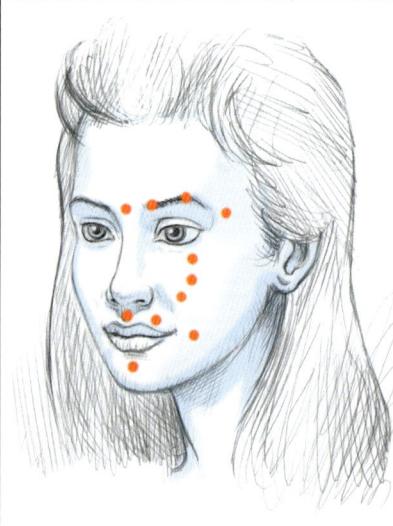

Les points du visage à traiter

■ Il existe deux techniques principales : **en dispersion**, il s'agit d'un massage intense, prolongé et efficace de drainage, qui s'effectue en étirant la peau avec les pouces ; **en tonification**, un massage léger et rapide de chaque côté du visage convergeant vers le point affecté, qui vise à rétablir l'équilibre énergétique. Pour prévenir les rides, les deux méthodes s'utilisent alternativement.

Les principaux points du micromassage du visage

POINT	EMPLACEMENT
Yuyao	Au milieu du sourcil, sur une ligne imaginaire verticale par rapport au milieu de la pupille.
Yintang	À mi-chemin de l'espace entre les sourcils, à la racine du nez.
Zanzhu	Sur la pointe interne du sourcil.
Sibai	Sous l'œil, en alignement avec Yuyao.
Juliao	Sous la pommette, aligné avec Sibai.
Dicang	À environ 1,5 cm de la commissure des lèvres.
Yingxiang	À côté de l'aile du nez.
Heliao	Entre la lèvre supérieure et le nez, excentré.
Renzhong	Entre la lèvre supérieure et le nez, au centre.
Chengjiang	Sur la fossette du menton, sous la lèvre.

LE MASSAGE ZONAL

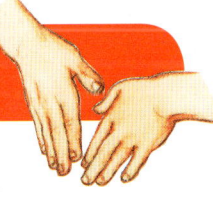

Cette méthode de massothérapie existe depuis 5 000 ans. De nombreux témoignages attestent de son usage en Chine, en Inde, en Égypte et en Amérique. Les premières études scientifiques sont cependant dues à un Américain, William H. Fitzgerald, médecin, chirurgien et otorhinolaryngologiste. Ses recherches débutèrent un peu par hasard : il fut en effet surpris de constater que certains patients subissant des opérations du nez et de la gorge ne ressentaient aucune douleur, tandis que d'autres, soumis aux mêmes opérations, éprouvaient des douleurs insupportables. Il découvrit alors que dans le premier cas, les patients exerçaient des pressions sur des zones de la main. À partir de cette observation, Fitzgerald tenta de trouver une thérapie contre la douleur qui éviterait le recours à l'opium, et demanda à ses patients de serrer de petits objets métalliques dans leurs mains, ou leur enfila de petits élastiques sur les doigts pour renforcer l'efficacité de la pression manuelle.

Après plusieurs tentatives, il élabora en 1910 une **carte du corps humain** divisée en zones dont chaque partie et organe correspondent à un point réflexe situé sur les mains et les pieds. Il divisa le corps humain en dix bandes verticales identiques par des lignes allant de la tête aux pieds. En traçant une ligne médiane coïncidant avec la colonne vertébrale, il divisa le corps humain en deux parties, déterminant cinq bandes à droite et cinq à gauche. Il traça ensuite sur ce schéma trois lignes horizontales : la première à hauteur des épaules, la deuxième correspondant à la taille et la troisième à hauteur des hanches, délimitant le corps en trois parties : supérieure, centrale et inférieure. Fitzgerald postula qu'une pression sur l'une des bandes avait une action réflexe dans une zone de cette même bande. Il transféra ensuite cette division sur les **pieds**. La ligne médiane se trouve entre les deux pieds, la ligne de droite sous le pied droit, celle de gauche sous le pied gauche.

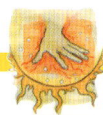

Le massage zonal

Carte générale des zones réflexes du pied

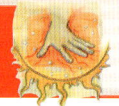

0 hypophyse (glande pituitaire)
1 tête
2 sinus frontaux
3 tronc cérébral, cervelet
4 épiphyse (glande pinéale)
5 région temporale, nerf trijumeau
6 nez
7 nuque
8 yeux
9 oreilles
10 épaules
11 trapèze
12 glande thyroïde
13 glandes parathyroïdes
14 poumons et bronches
15 estomac
16 duodénum
17 pancréas
18 foie
19 vésicule biliaire
20 plexus solaire
21 glandes surrénales
22 reins
23 uretères
24 vessie
25 intestin grêle
26 appendice
27 valvule iléo-cæcale
28 côlon ascendant
29 côlon transverse

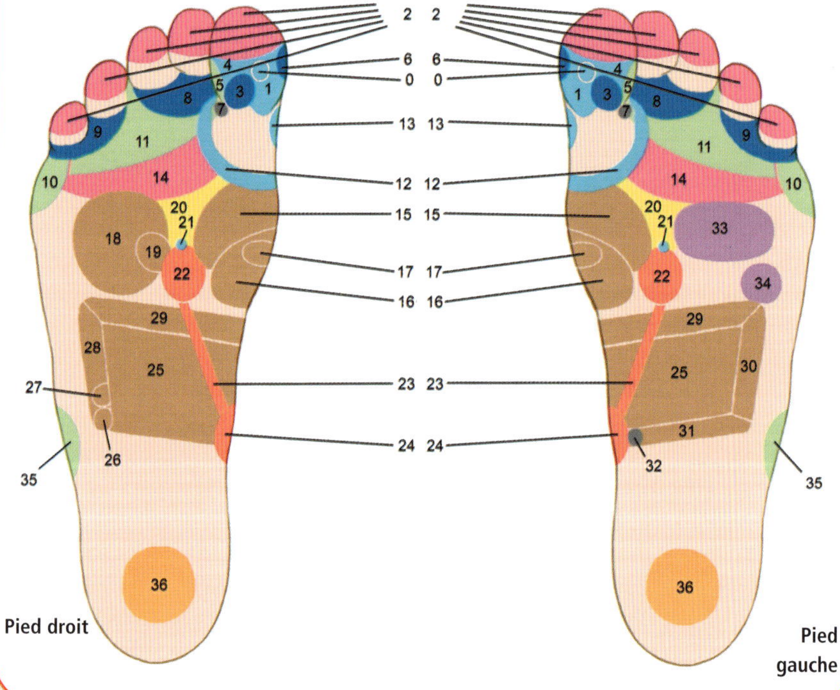

Pied droit

Pied gauche

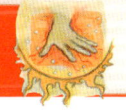

30 côlon descendant
31 rectum
32 anus
33 cœur et circulation
34 rate
35 genou
36 ovaires, trompes de Fallope, testicules
37 bas-ventre
38 hanches
39 ganglions lymphatiques de la tête et du thorax
40 ganglions lymphatiques de l'abdomen
41 citerne du chyle ou citerne de Pecquet, trachée
43 poitrine
44 diaphragme
45 amygdales
46 mâchoire inférieure
47 mâchoire supérieure
48 larynx
49 aines
50 utérus, prostate
51 vagin, pénis, urètre
52 rectum
53 vertèbres cervicales
54 vertèbres dorsales
55 vertèbres lombaires
56 sacrum et coccyx
57 circulation

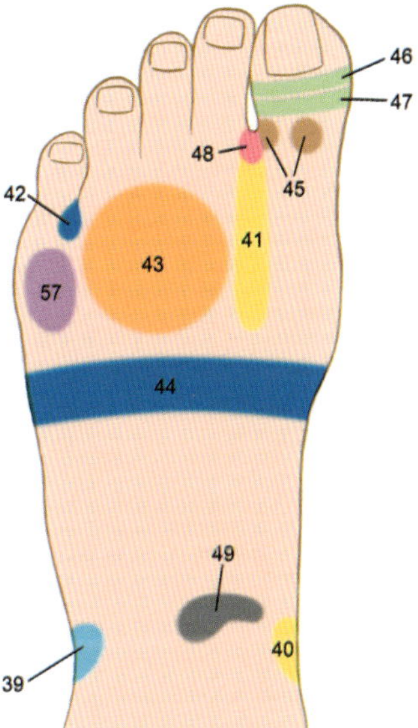

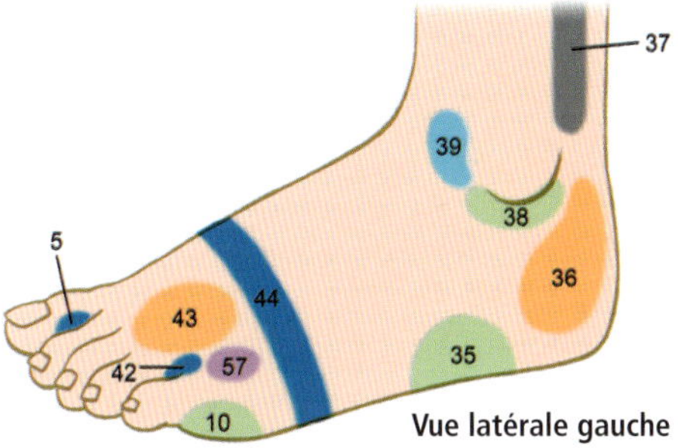

Vue latérale gauche

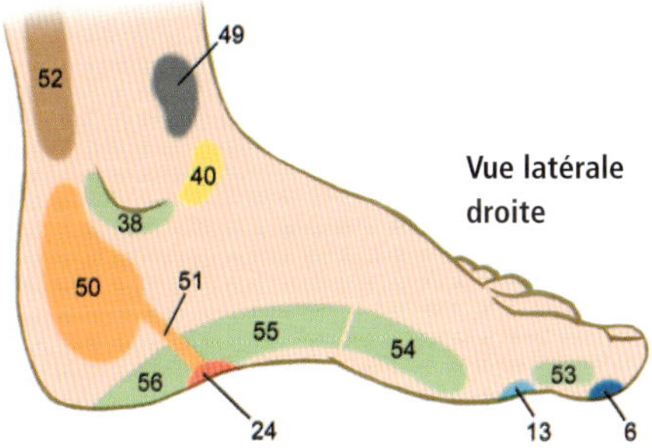

Vue latérale droite

Le massage zonal

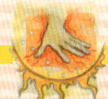

Carte générale des zones réflexes de la main

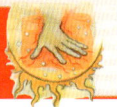

1 tête, crâne, masse cérébrale
2 sinus frontaux
3 sinus maxillaires
4 épiphyse
5 hypophyse
6 nuque
7 visage, nerf trijumeau
8 nez
9 yeux
10 oreilles
11 oreille interne
12 ganglions de la tête et du thorax
13 ganglions de l'abdomen
14 amygdales
15 trapèze
16 épaule et poignet
17 bras
18 coudes et genoux
19 jambes
20 chevilles et hanches
21 poumons et bronches
22 plexus solaire et diaphragme
23 estomac
24 duodénum
25 pancréas (seulement sur la main gauche)
26 foie (seulement sur la main droite)
27 vésicule biliaire (seulement sur la main droite)
28 intestin grêle
29 appendice (seulement sur la main droite)
30 valvule iléo-cæcale (seulement sur la main droite)
31 côlon ascendant (seulement sur la main droite)
32 côlon transverse
33 côlon descendant (uniquement sur la main gauche)

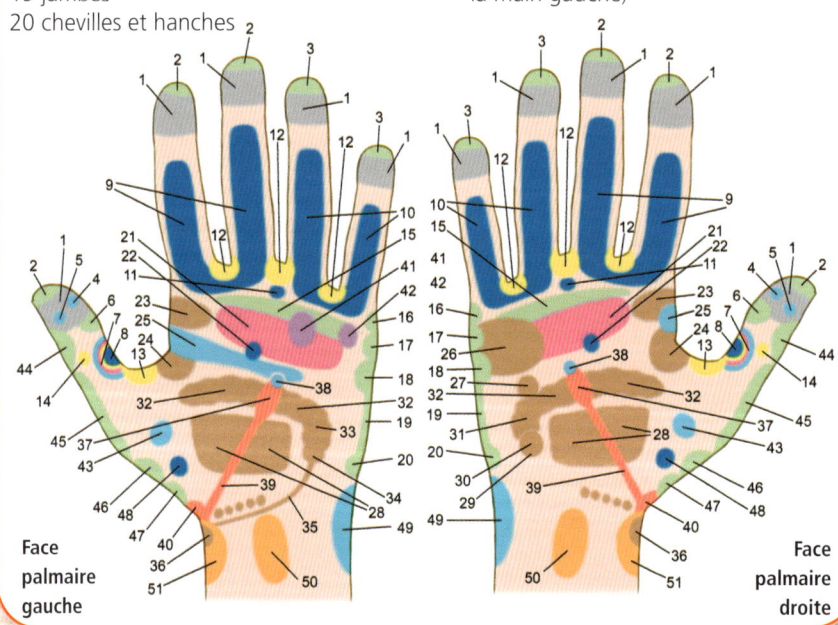

Le massage zonal

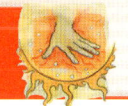

Le massage zonal

34 côlon sigmoïde (uniquement sur la main gauche)
35 rectum (uniquement sur la main gauche)
36 anus
37 reins
38 glandes surrénales
39 uretères
40 vessie
41 cœur (uniquement sur la main gauche)
42 rate (uniquement sur la main gauche)
43 thyroïde, parathyroïdes
44 vertèbres cervicales
45 vertèbres dorsales
46 vertèbres lombaires
47 sacrum, coccyx
48 nerf sciatique
49 ovaires
50 zone pelvienne
51 utérus, prostate

SUR LE DOS :
52 bouche
53 dents, mâchoires
54 intérieur du nez
55 gorge, larynx, trachée
56 bronches
57 poumons, cage thoracique
58 poitrine
59 circulation sanguine et pression artérielle (seulement sur la main gauche)
60 aines
61 trompes utérines, canaux déférents

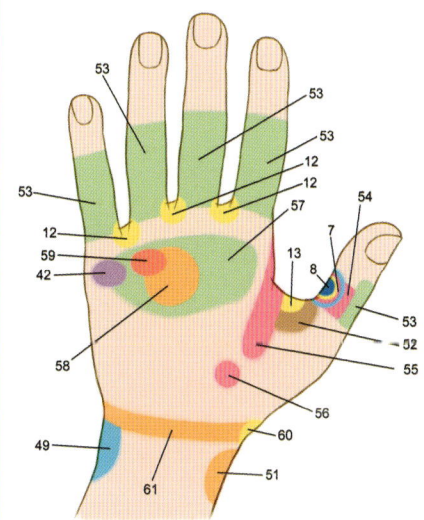

Face dorsale gauche

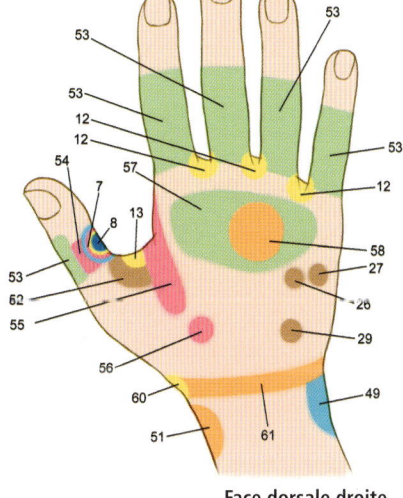

Face dorsale droite

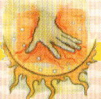

Le massage zonal

La ligne horizontale supérieure correspond à l'articulation métatarso-phalangienne, la ligne médiane à l'articulation tarso-métatarsienne et la troisième forme une sorte d'anneau autour de la cheville. Il obtint ainsi un maillage qui permettait de situer les organes internes dans les différentes parties du pied. Apportant de nouvelles connaissances, d'autres médecins vinrent compléter les études de Fitzgerald. Le massage zonal se diffusa dans toute l'Europe dans les années soixante-dix ; il poursuit son développement dans le monde occidental aussi bien dans le monde médical qu'auprès des non-professionnels.

Les cartes des zones (illustrant les zones à traiter) peuvent différer selon l'époque de leur élaboration. Elles ne fournissent cependant que des indications générales avec une représentation standardisée du pied et de la main ; pour localiser les points précis, l'opérateur doit donc se fier à la sensibilité de la pulpe de ses propres doigts.

■ Le massage zonal consiste à exercer une pression sur la main ou sur le pied qui va stimuler les points réflexes cutanés et organiques correspondant aux organes internes (voir tableaux des pages 78 à 81). La pression d'un point réflexe provoque une réaction dans la partie de l'anatomie correspondante, active les fonctions de l'organe sollicité et l'aide à guérir. La règle de base de cette thérapie est que la périphérie représente le centre : en agissant sur la périphérie du corps, c'est-à-dire les pieds et les mains, on peut atteindre le centre, en l'occurrence le reste du corps. Le massage zonal s'effectue de manière homogène et ne doit pas provoquer de douleurs chez le patient. La zone douloureuse est traitée jusqu'à ce que le problème disparaisse. Chaque séance dure 45 minutes ; elle peut se réduire à 10 minutes pour les enfants, les personnes âgées et les patients extrêmement nerveux. Ni huile ni crèmes, qui bouchent les pores et freinent l'évacuation des impuretés, ne sont employées pour ce massage ; un peu de talc peut cependant s'avérer utile si le patient transpire des pieds et des mains. Le traitement commence par une recherche des points douloureux afin de contrôler l'état de santé de chaque organe ; lorsqu'un organe en mauvaise santé est repéré, il faut vérifier si d'autres parties du système sont également touchées.

LES TECHNIQUES DU MASSAGE ZONAL DU PIED

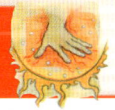

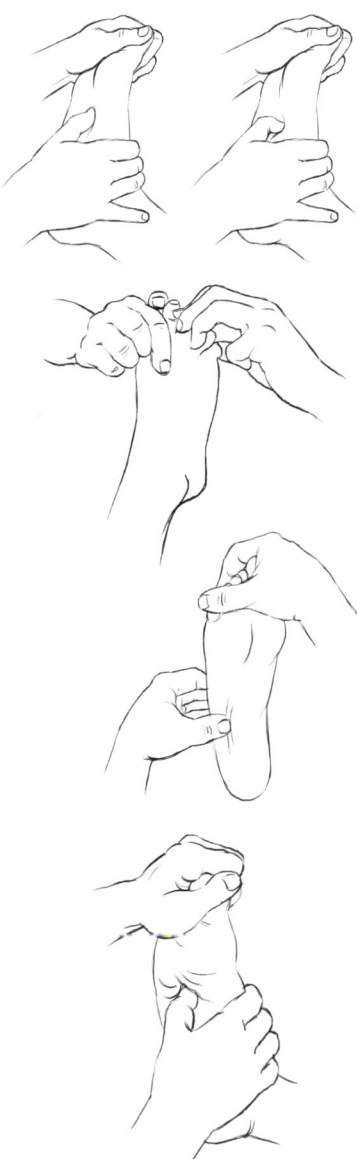

La technique du pouce
Le doigt tendu, la pulpe se pose sur le point à traiter ; la pression est exercée en fléchissant la première phalange à 70°, puis le doigt reprend la position initiale sans se détacher de l'épiderme.

La technique de l'Index
Concerne la partie avant et la partie latérale du pied. On fléchit légèrement l'orteil dont la face interne travaille le point réflexe. Le pouce fait levier de l'autre côté du pied en poussant vers l'avant le dos du métatarse.

La technique du crochet
Efficace pour masser les zones du pied où la peau est épaissie (le talon par exemple) et, en raison de sa précision, pour travailler de très petits points réflexes. On exploite l'action de levier des doigts : il faut presser le pouce en l'enfonçant dans le point réflexe, puis relâcher en le redressant d'un côté.

La technique de rotation
Elle permet de travailler une zone particulièrement douloureuse ou tendue. Le pouce est posé sur le point, tandis que l'autre main fait pivoter la partie supérieure du pied autour du pouce, dans un sens puis dans l'autre.

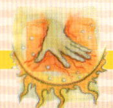

Le massage zonal de la main

La face dorsale comme la face palmaire sont dotées de zones réflexes ; les pieds sur le dos, la plante et les bords. S'agissant de la main, les pouces travaillent sur les paumes, et l'index sur le dos de la main, sur les creux entre les doigts. La technique du pouce est identique à celle employée sur la voûte plantaire, la seule différence consistant à plier puis à tendre la main à mesure que le pouce avance.

Indications et contre-indications

■ La réflexologie est avantageuse pour traiter quasiment toutes les pathologies, et elle a même une action préventive. Elle active la circulation sanguine et lymphatique, contribue à l'élimination des toxines, diminue la tension et soigne des troubles aussi courants que les douleurs articulaires, le mal de dos, l'arthrose cervicale, les lombalgies et les sciatiques, les migraines, les problèmes d'ordre menstruel et digestif, les allergies et les dysfonctionnements hormonaux. Les malades souffrant de problèmes cardio-vasculaires tireront un bénéfice certain du massage zonal, à condition qu'il soit effectué avec précaution et sous contrôle médical.

■ Il n'existe que de rares contre-indications à ce type de massage, hormis quelques maladies graves : phlébites, troubles vasculaires, tumeurs et thérapies à base de médications particulières. Le massage zonal est simple et à la portée de chacun ; il a un effet relaxant, antalgique et rééquilibrant, et peut être pratiqué par soi et sur soi, en respectant une règle simple : masser là où l'on sent une douleur.

L'OSTÉOPATHIE

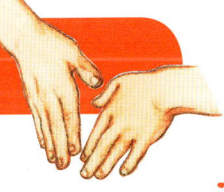

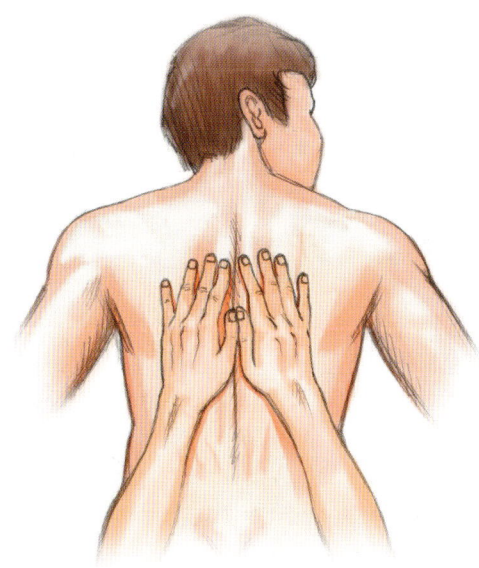

La colonne vertébrale
Centre névralgique de notre organisme, celui qui nous signale les problèmes que rencontre notre corps.

L'ostéopathie (terme signifiant littéralement « maladie des os ») intervient essentiellement sur les articulations. Cette technique fut élaborée aux États-Unis en 1870 par le docteur Andrew Taylor Still, qui formula la théorie de l'ostéopathie après des recherches fondées sur l'idée que le corps constitue une unité fonctionnelle susceptible de se soigner seule. Il pensait que lorsqu'une partie du corps n'était plus en harmonie avec les autres, cela créait un dysfonctionnement général et un déséquilibre qui influençaient l'état de santé général. Il fallait donc intervenir par des manipulations pour rétablir la mobilité de la zone concernée. Still commença d'abord par étudier la structure osseuse et articulaire de la colonne vertébrale, partie centrale du corps, avant de s'intéresser aux relations existant entre la colonne vertébrale et le système nerveux périphérique. L'ostéopathie est basée sur le concept de l'unité de la structure et de la fonction de l'organisme, et la thérapie a pour but de rétablir une mobilité harmonieuse entre les différentes parties de l'anatomie. La théorie de Still rencontra immédiatement un vif succès, et il obtint des guérisons que nombre de ses patients considérèrent comme miraculeuses, mais il s'attira aussi le scepticisme et les foudres du milieu médical traditionnel.

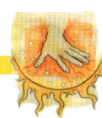

L'ostéopathie

En 1892, il fonda la première école d'ostéopathie dans le Missouri, devenue un institut scientifique. En 1974, la Californie accorda aux ostéopathes le droit d'exercer la profession dans un cadre thérapeutique. Au cours des dernières décennies, de très nombreuses écoles d'ostéopathie ont ouvert en Amérique et en Europe, qui ont approfondi les notions relatives à cette nouvelle branche de la médecine. L'ostéopathie moderne estime qu'un problème est dû à un dysfonctionnement structurel du squelette, des systèmes viscéral et cranio-sacral, qui sont étroitement liés. Selon cette théorie, un organisme malade ne présente pas un trouble unique, mais un ensemble de problèmes diffus provoqués par l'adaptation du corps à une altération originelle qui peut être la conséquence d'un événement traumatique, à une posture déséquilibrée, à une intoxication ou à de mauvaises habitudes alimentaires. L'ostéopathe doit donc d'une part corriger le problème d'origine – qui, s'il est ancien, sera difficile à repérer - et soigner les altérations dues à l'adaptation ; s'il n'intervient que sur le problème primaire, il obtiendra certes un résultat, mais qui sera de courte durée, car le corps tentera de recréer l'altération à laquelle il s'était adapté. Avant toute intervention, il est donc primordial de connaître l'histoire clinique du patient, tout comme ses habitudes et ses symptômes. L'ostéopathe fait ensuite un examen physique manuel, avant d'intervenir directement par une manipulation exploitant la faculté qu'a l'organisme de rétablir son bien-être et son équilibre. L'ostéopathie ne soigne pas seulement les affections des structures osseuse et musculaire, elle permet également de se relaxer et contribue au drainage lymphatique.

■ Trois thérapies sont dérivées de l'ostéopathie : la **naprapathie**, élaborée dans une école d'ostéopathie à Chicago en 1908, qui postule que ce sont les ligaments, et non les vertèbres, qui sont le siège de la lésion ; la **spondylothérapie**, méthode élaborée par le docteur Adams, où l'on intervient sur les vertèbres avec un petit marteau en bois au lieu des mains ; et la **thérapie neuromusculaire de Drummer** qui soigne les articulations et les muscles à qui elles doivent leur mobilité.

LA POLARITÉ

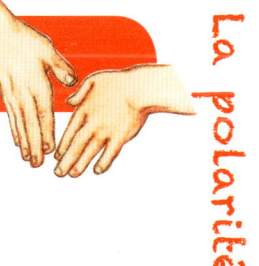

La thérapie de la polarité fut élaborée par Randolph Stone, naturopathe, ostéopathe et chiropraticien, chercheur très actif et curieux, d'origine autrichienne mais émigré aux États-Unis. Au cours de son existence, il s'intéressa aux philosophies orientales et approfondit les thérapies non médicamenteuses existantes pour forger une thérapie prenant en compte l'aspect structurel, psychologique, énergétique, spirituel de l'homme et exploitant les énergies à l'œuvre dans le corps. La thérapie de la polarité conçoit l'être humain comme une âme et un corps directement reliés à la nature et à l'univers ; l'énergie vitale du corps humain est identique à celle du système solaire et de l'atome. Elle provient d'une source neutre non polarisée, pénètre par le front dans l'organisme dans lequel elle circule grâce aux méridiens. En se déplaçant, l'énergie forme les sept chakras (centres énergétiques) et les cinq champs d'influence correspondant aux cinq éléments naturels : éther, air, feu, eau et terre. L'énergie se diffuse d'une source neutre vers la périphérie avec une polarité positive, et revient à la source avec une polarité négative, constituant une polarisation dans le corps.

■ La thérapie consiste en trois contacts d'application énergétique :
- **La polarité positive**, contact stimulant par une pression des doigts ; elle pousse l'énergie d'un point à l'autre de l'organisme ;
- **La polarité négative**, contact profond dans les tissus pour dénouer les blocages énergétiques ;
- **La polarité neutre**, contact délicat qui parfois ne nécessite pas de palpation et qui rééquilibre le système énergétique. Selon Stone, la douleur est due à la présence de blocages énergétiques, c'est-à-dire de blocages freinant la circulation naturelle de l'énergie, et qui doivent donc être enlevés.

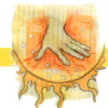

Stone appliqua cette théorie à l'ostéopathie, créant ainsi des techniques nouvelles d'ostéopathie, basées sur des notions de la Kabbale et d'alchimie, et des concepts ignorés en Occident tels que le yin et le yang, les cinq éléments et les chakras. Il accordait en outre beaucoup d'importance à la phytothérapie, aux émotions et à l'alimentation, car c'est par ce biais que le corps se recharge en énergie.

LE REIKI

Ce type de massage, aux origines anciennes, déjà mentionné dans les sutra sanskrits, fut redécouvert à la fin du XIXe siècle par un Japonais, Mikao Usui. Le reiki – terme dérivé de rei « énergie illimitée » et de Qi « force intérieure de l'homme » – est une méthode de soin fondée sur la transmission de l'énergie par l'imposition des mains. Les partisans de cette méthode pensent que tout malaise a une origine psychique et qu'il est donc primordial que le patient modifie son comportement pour activer sa faculté d'autoguérison.

Les études menées par Usui ont rendu cette pratique, qui était autrefois l'apanage des prêtres, accessible à tous. En effet, quiconque peut, à condition d'être guidé par un maître, s'initier, en procédant en trois étapes :

- **L'initiation**, grâce un processus de purification, apprend au disciple qu'il est capable de transmettre l'énergie, et de la capter dans chaque chose et l'imposition des mains. Cette première étape intervient sur le physique, rétablit l'harmonie de l'organisme, du système immunitaire et du système hormonal ;
- **L'approfondissement** est l'occasion d'apprendre les symboles nécessaires pour reconnaître le point de jonction entre conditionnement psychique, problèmes physiques et techniques du

reiki. La période d'approfondissement dure au moins un an ;
- **La maîtrise**, qui permet d'atteindre l'union complète avec la force universelle de la vie, de devenir maître, et d'acquérir les compétences pour initier d'autres disciples.

■ Une séance de reiki dure environ une heure. Il est conseillé de traiter pendant 4 jours consécutifs les premières fois, car il faut s'assurer que la personne souhaite réellement être soignée, son état d'esprit étant primordial. L'imposition des mains agit différemment selon la partie du corps concerné : sur les bronches, elle sert à apaiser les peurs, sur les épaules à combattre la nervosité, sur les glandes thyroïdes à stimuler le métabolisme, sur le front à prendre conscience des sentiments réprimés, et sur les fessiers, elle sert à transmettre un sentiment de sécurité.

Les indications

Le reiki, grâce à la collaboration du patient et à sa capacité d'autoguérison, permet de résoudre des problèmes aussi divers que les névralgies, les maladies infectieuses et dégénératives, les spasmes musculaires et la dépression. En outre, il active la régénération, le processus de cicatrisation, le métabolisme ; son action globale permet à ses effets bénéfiques de s'étendre à tout le corps.

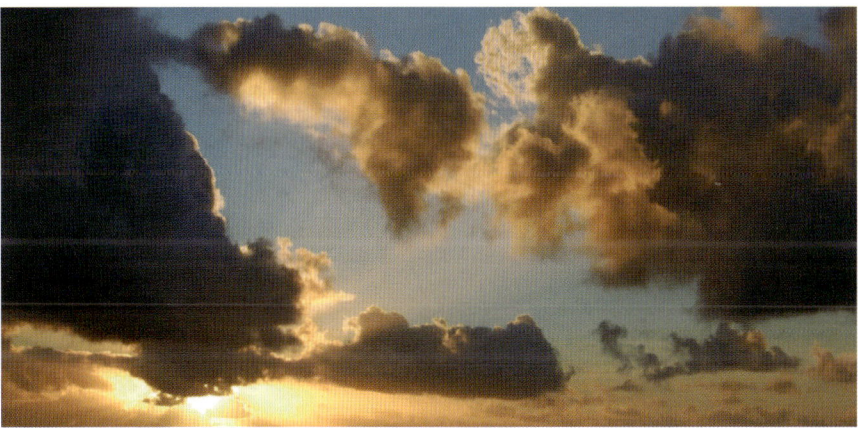

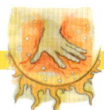

LE SHIATSU

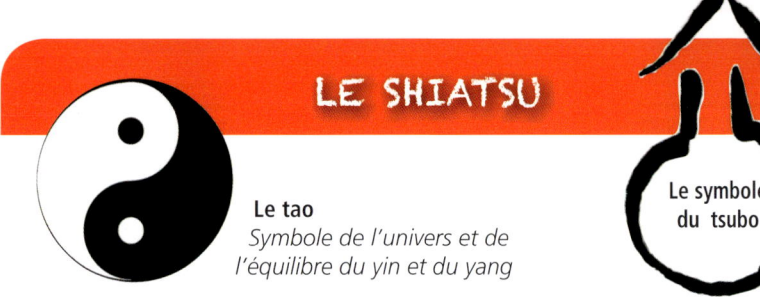

Le tao
Symbole de l'univers et de l'équilibre du yin et du yang

Le symbole du tsubo

Méthode de digitopression japonaise, le shiatsu partage certains des principes fondamentaux du Do In, du judo, du massage amma, de l'acupuncture, de l'ostéopathie et de la chiropraxie. La technique consiste en pressions exercées sur des points d'acupuncture. Shiatsu signifie littéralement pression (atsu) qui, dans ce massage s'effectue avec les doigts (shi), les mains, les coudes et les genoux sur certains points (tsubo), afin de rééquilibrer l'énergie (Qi) le long des méridiens.

■ Les origines du shiatsu sont très anciennes, bien que le terme lui-même soit récent et date du XXe siècle. Cette discipline puise dans la médecine chinoise qui estime que toute maladie a pour origine l'absence de fluidité de la circulation du Qi le long des méridiens ; on peut donc ressentir un malaise dans une zone jitsu ayant un excès de Qi, ou dans une zone kyo où le Qi est absent. Le jitsu est envisagé comme le symptôme d'une maladie dont la cause est à rechercher dans le kyo. Il ne sert à rien d'intervenir localement pour soigner un trouble, que l'on essaiera de traiter directement en agissant sur l'unité psychique et physique grâce à la méthode kyo-jitsu, du plein et du vide.

■ La pratique du shiatsu n'exige ni huile, ni lieu particulier, ni que le patient soit nu ; il suffit d'un tapis, ou d'une couverture, sur lequel s'allonge le patient et de vêtements amples et confortables pour chacun des partenaires. Pour appréhender pleinement la valeur de cette méthode, il faut toutefois posséder un minimum de connaissances de cosmologie orientale, qui pose que toute chose a sa source dans le tao, la loi de l'univers, d'où naissent le yin et le yang, l'obscurité et la lumière, forces à la fois contraires et complémentaires qui génèrent le Qi, l'énergie.

Le Qi, l'énergie

L'énergie se manifeste dans les **5 éléments** : le feu, la terre, le métal, l'eau et le bois, dont la combinaison engendre l'être humain. Les cinq éléments représentent les cinq façons par lesquelles le Qi se manifeste dans l'univers. Chaque élément régit une fonction de l'organisme et un aspect de la personnalité. De cette façon, lorsqu'un élément est perturbé, cela pèse négativement sur l'esprit et le corps. À chaque élément sont associés une couleur, un son, une odeur, une émotion, une saison et une saveur. Pour établir un diagnostic, le médecin doit donc tenir compte de l'état émotionnel du patient, des variations de coloration de son visage, des réponses qu'il fournit à des demandes portant notamment sur la saison au cours de laquelle le malaise est accru, sa couleur préférée, etc.

■ Le corps humain est traversé par des **méridiens** le long desquels circule le Qi. Les douze méridiens de l'acupuncture en font partie. À chaque élément correspondent deux méridiens, un yin et un yang ; quatre méridiens correspondent au feu. Les méridiens sont bilatéraux et pour un total de vingt-quatre ; chacun coïncidant avec un organe. Lorsqu'un méridien est pressé en un point, cette zone en particulier est stimulée, ainsi que tout ce qui se trouve le long de ce méridien.

Correspondance entre les 5 éléments et les caractéristiques du patient

Éléments	Feu	Terre	Métal	Eau	Bois
Couleur	Rouge	Jaune	Blanc	Bleu-noir	Vert
Son	Rire	Chant	Pleur	Plainte	Hurlement
Odeur	Brûlé	Parfum	Moisi	Pourriture	Rance
Émotion	Joie	Réflexion	Douleur	Peur, angoisse	Colère
Saison	Été	Été indien	Automne	Hiver	Printemps
Goût	Amer	Sucré, doux	Piquant	Salé	Acide, âcre
Organes	Cœur	Rate, pancréas	Poumons	Reins	Foie
Entrailles	Intestin grêle	Estomac	Côlon	Vessie	Vésicule biliaire
Tissus	Vaisseaux sanguins	Tissu conjonctif	Peau	Os, moelle	Muscles
Organes sensoriels	Parole	Goût	Odorat	Ouïe	Vue
Yin-yang	Yang croissant	Équilibre yin - yang	Yin croissant	Yin croissant	Yang croissant
	Yin décroissant		Yang décroissant	Yang décroissant	Yin décroissant

Le Shiatsu

Le Shiatsu

Quand un méridien kyo est pressé, le patient a une sensation de plaisir car l'énergie afflue à un point qui en est privé ; les zones jitsu sont faciles à repérer car elles sont tendues et douloureuses à la pression. L'abdomen (hara) est pour les Japonais le siège de l'esprit vital ; par hara l'on entend la quantité d'énergie dont dispose une personne. Appliquer le shiatsu au hara est très compliqué et requiert une longue expérience et une connaissance approfondie des cartes des zones réflexes. Pour pratiquer le shiatsu il est essentiel de posséder un Qi de bonne qualité. Chaque être est porteur à la naissance d'une portion de Qi prénatal qui n'augmentera pas au cours de la vie, et qu'il faut essayer de préserver pour être en bonne santé ; en outre, chaque être humain bénéficie d'une certaine dose de Qi postnatal qui lui est fournie par la terre, l'alimentation, la respiration. Pour préserver l'équilibre, il est donc important de mener une vie frugale, d'éviter les alcools et les drogues, d'avoir une alimentation équilibrée, de s'adonner à une activité physique, à des exercices de respiration, à la méditation.

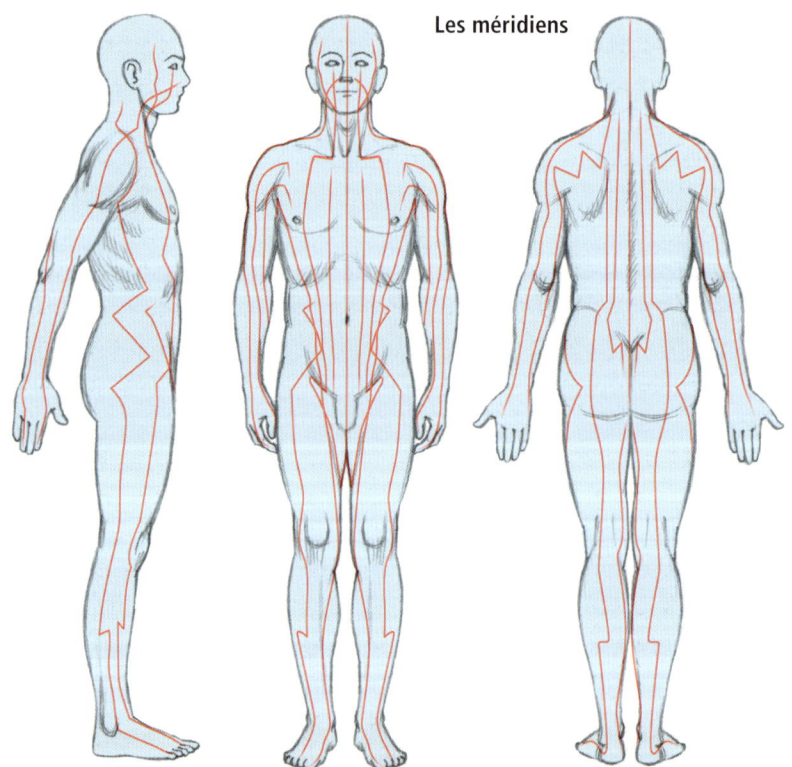

Les méridiens

■ Les techniques shiatsu sont très différentes de celles du massage occidental. Il n'existe que deux manœuvres, la pression et l'étirement, qui sont effectués avec les mains, les coudes, les genoux et les pieds.
Les pouces servent à exercer des pressions sur les tsubo. La pointe des doigts n'est pas utilisée, seule l'est la pulpe des doigts, le reste de la main étant en contact avec le corps du partenaire. La pression de la paume est moins précise ; lorsque l'on se sert du coude, c'est en position ouverte, jamais à angle droit, et les genoux sont écartés. Si l'on utilise le genou, on prend appui sur les talons et on s'incline vers l'avant sans aller jusqu'à s'agenouiller sur le partenaire. Le masseur est toujours détendu, car il doit puiser sa force directement dans son hara et non dans la partie du corps qu'il utilise. Une pression dure entre 5 et 7 secondes et jamais plus de 3 secondes autour du cou ; une séance dure généralement une heure.

Une séance de base - Face dorsale

■ **Le dos :** commencer par dénouer le dos par des manœuvres de détente, puis continuer par des pressions de chaque côté de la colonne vertébrale, d'abord avec les paumes, puis avec les pouces.
■ **Les flancs :** presser les points du sacrum, comprimer les côtés des fesses et exercer des pressions avec les coudes sur la courbe supérieure.
■ **Les jambes :** masser une jambe à la fois. Exercer des pressions sur l'arrière avec les paumes des mains et les genoux, étirer la jambe dans trois directions (en arrière, et balancement à gauche et à droite). Puis incliner la jambe latéralement pour travailler les côtés par pressions des paumes.
■ **Les pieds :** presser le creux situé à côté de l'os de la cheville ; exercer des pressions avec les talons sur la plante de pied du partenaire (partie basse) ; presser avec le pouce le centre de la voûte plantaire. Masser les talons latéralement en mouvements circulaires. Effectuer des manœuvres de pincement le long du bord externe du pied. Tirer ensuite chaque orteil. Tapoter rapidement la voûte plantaire, d'abord avec la main ouverte, puis avec le poing.

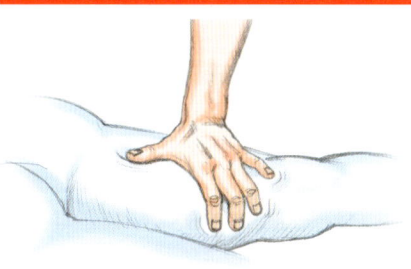

Pression avec les pouces

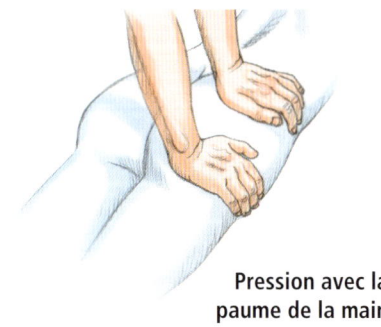

Pression avec la paume de la main

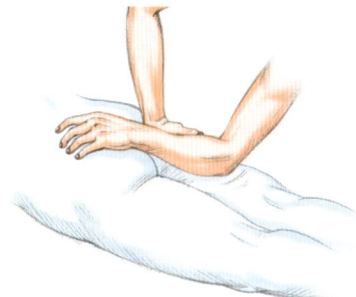

Pression avec le coude

Pression avec les genoux

■ **Les épaules :** exercer des pressions avec les pouces dans le haut des épaules et avec les coudes entre les omoplates. Masser la partie située entre la colonne et les omoplates. S'asseoir et poser les pieds sur les épaules du partenaire afin de les masser pour dénouer les muscles.

Une séance de base - Face ventrale

■ **Les épaules :** en appui sur les épaules, exercer des pressions d'abord sur cette zone puis le long des zones intercostales.

■ **Le cou :** travailler le long de la partie arrière des méridiens ; en partant du bas, effectuer des mouvements circulaires de chaque côté du cou. Étirer ensuite le cou du partenaire.

■ **La tête :** glisser les doigts dans les cheveux comme pour les peigner, tirer doucement une mèche à la fois. Masser les oreilles en commençant par les lobes et en remontant.

■ **Le visage :** masser les points autour des yeux, sur les tempes, le menton et le long de la mâchoire, à côté du nez et de la bouche.

■ **Le bras :** masser un bras à la fois. Commencer le massage par la face interne avec la paume de la main avant de passer à l'avant-bras. Secouer le bras pour le décontracter.
■ **Les mains :** étirer les doigts et masser le point entre le pouce et l'index.
■ **L'abdomen :** s'asseoir à côté du partenaire. Masser le bas de l'abdomen des deux mains, dans le sens des aiguilles d'une montre ; presser sous les côtes et le long de la ligne médiane du nombril. Cette zone doit être travaillée très délicatement.
■ **Les jambes :** exercer des pressions avec la paume de la main, le long de la cuisse en direction du pied ; des pressions avec le poignet le long du tibia. Exécuter un mouvement rotatoire sur la rotule dans un sens puis dans l'autre. Presser le point situé sous le genou avec un pouce, et celui sur la partie externe du tibia avec l'autre pouce.
■ **Les pieds :** étirer chaque pied, d'abord en avant, puis en arrière.

Contre-indications

Le shiatsu ne doit pas être pratiqué par des personnes souffrant de maladies contagieuses, de graves problèmes cardiaques, pulmonaires, rénaux, hépatiques, d'hémorragies, d'ulcères, de cancer, de fractures.

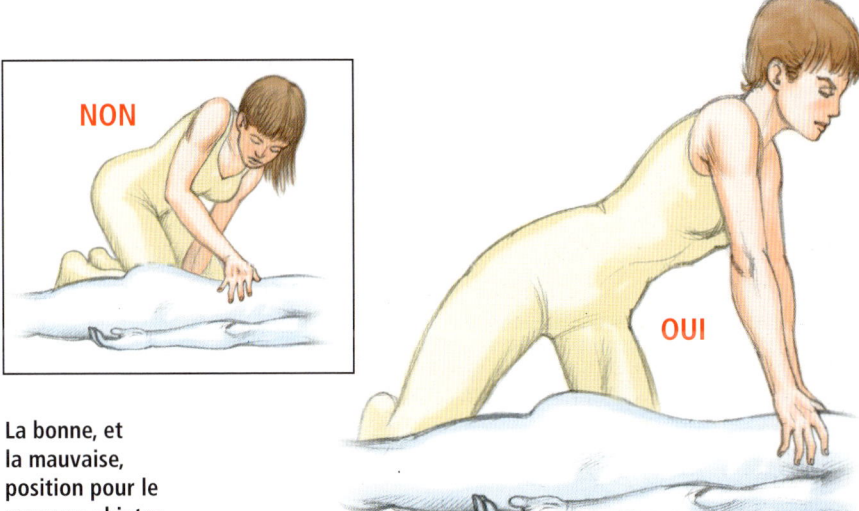

La bonne, et la mauvaise, position pour le massage shiatsu.